臨

臨床というもの

鍼狂人　藤本蓮風

たにぐち書店

藤本家に伝わる巻物
『堀内随流軒都総書』

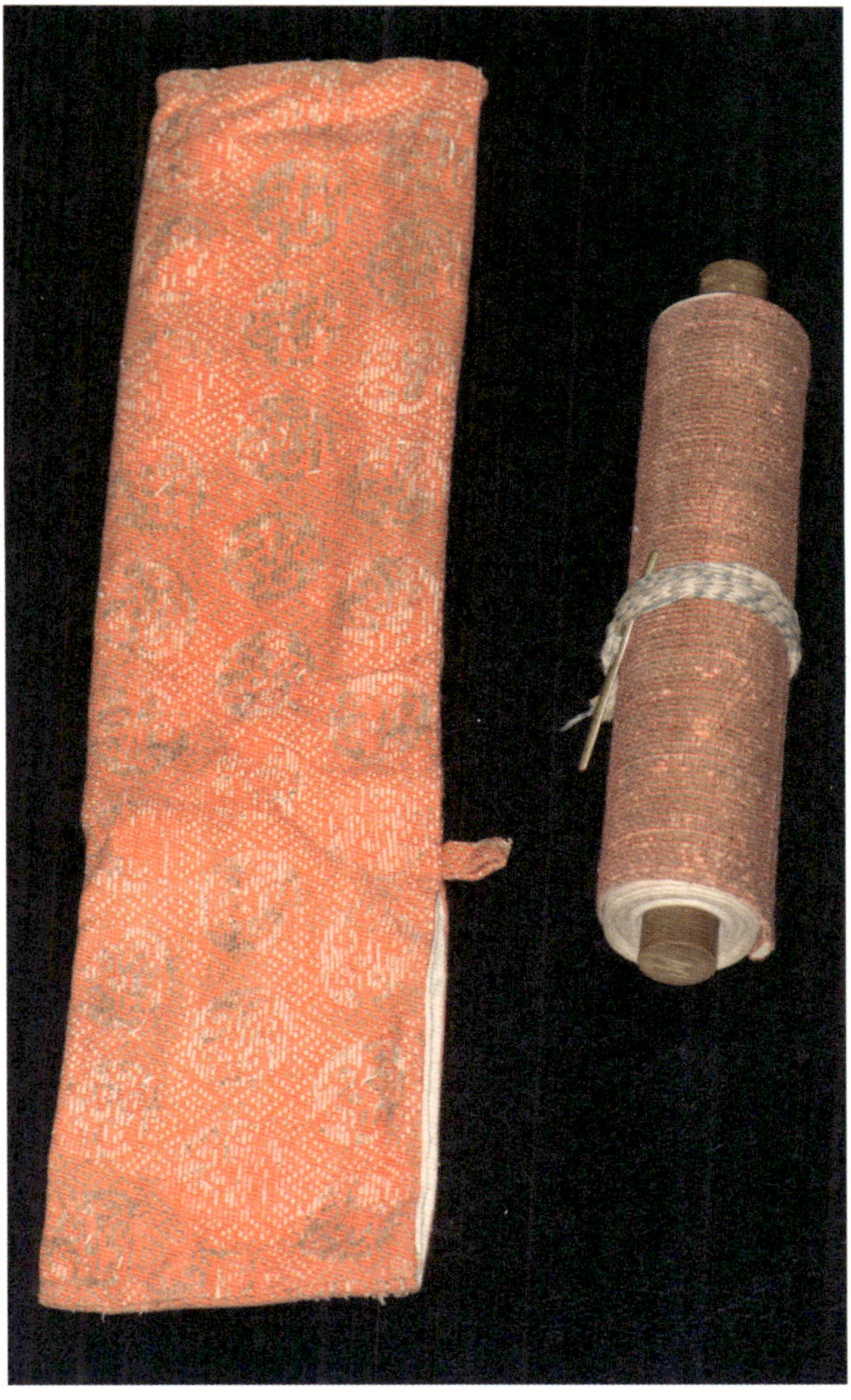

巻物と袋

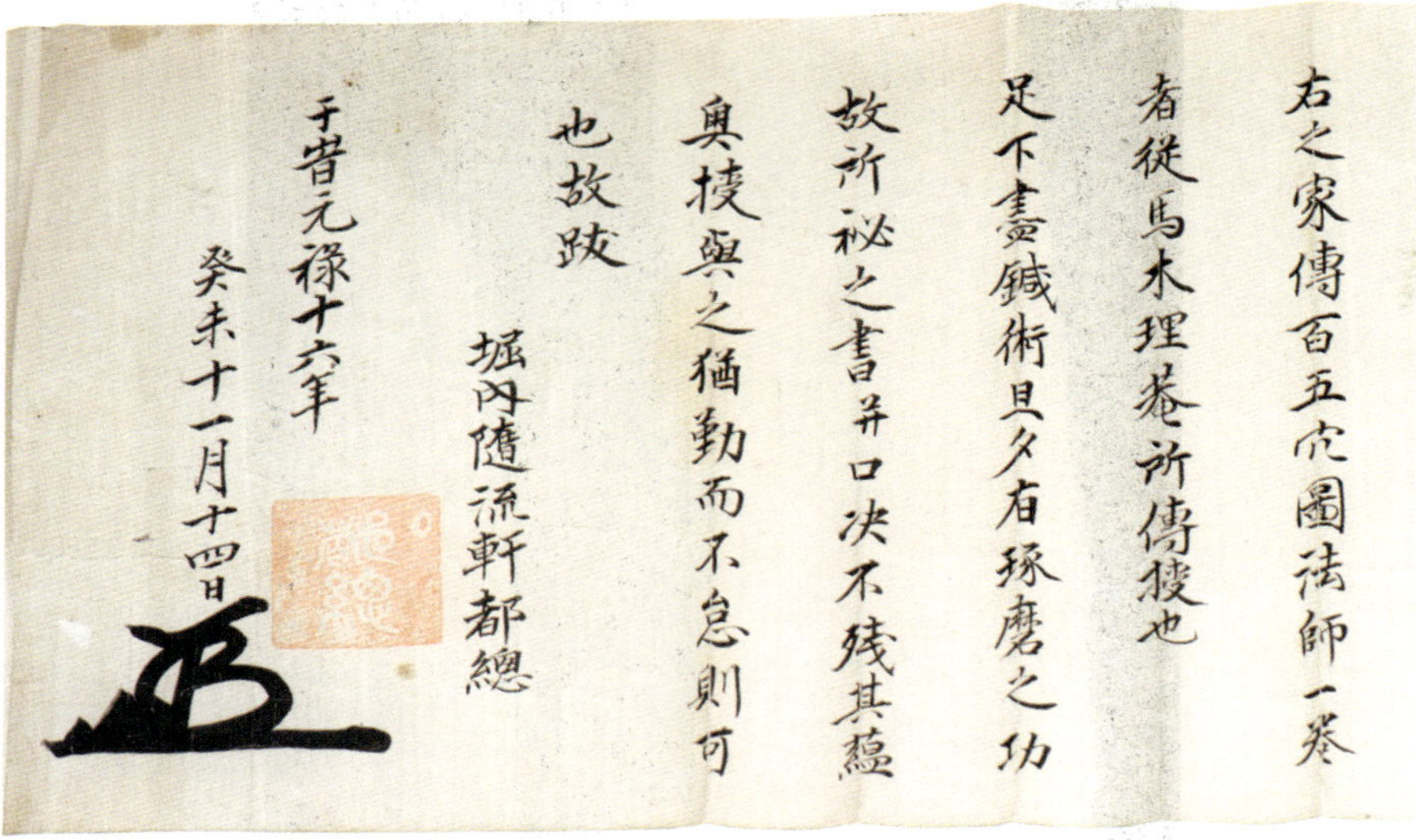
右之家傳百五穴圖法師一巻
者從馬木理菴所傳授也
足下盡鍼術旦夕有琢磨之功
故所祕之書并口決不殘其蘊
奥授與之猶勤而不怠則可
也故跋
堀内隨流軒都總
于旹元祿十六年
癸未十一月十四日

奥書

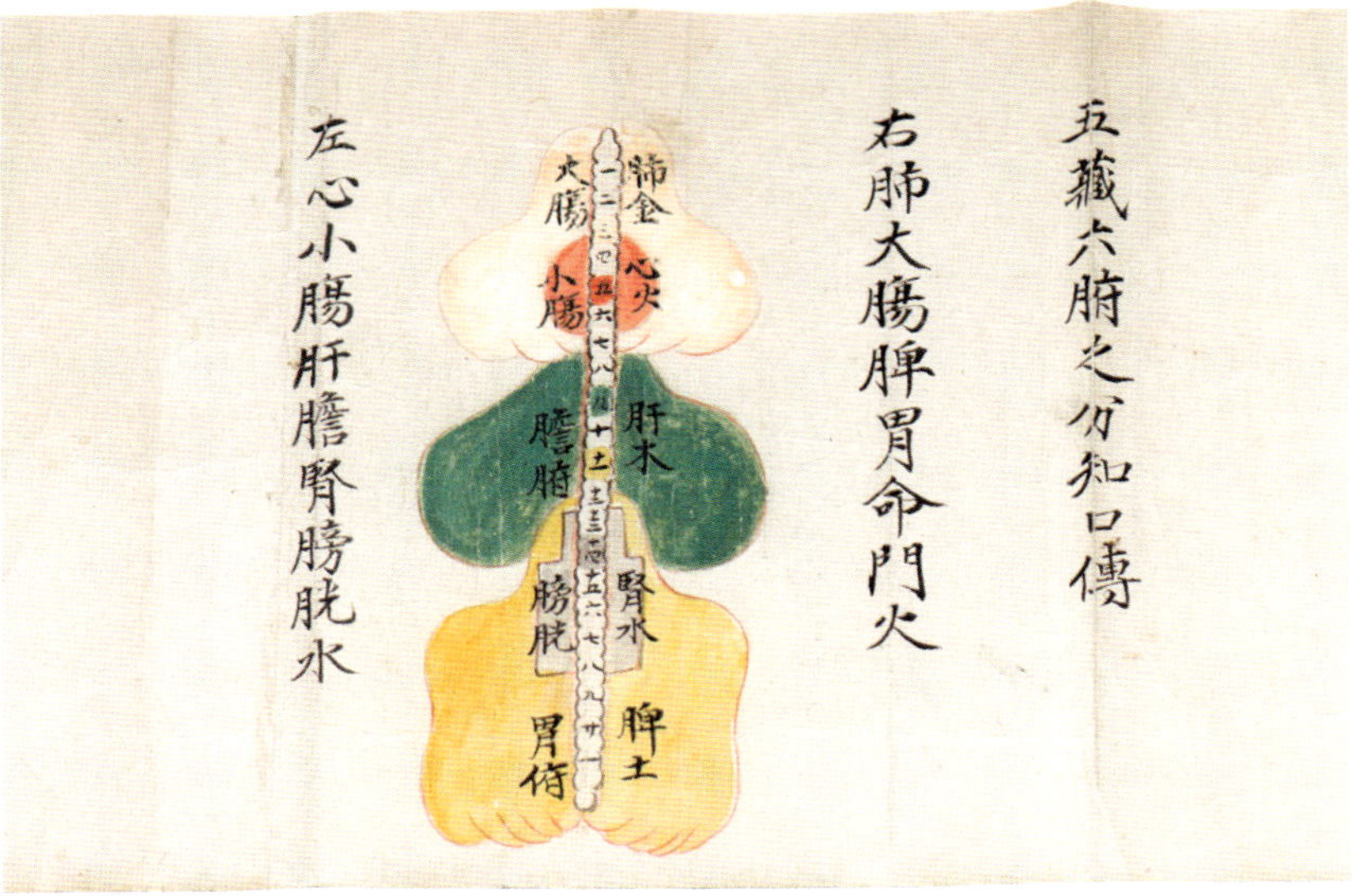
五藏六腑之分知口傳
右肺大腸脾胃命門火
左心小腸肝膽腎膀胱水
肺金
大腸
心火
小腸
肝木
膽腑
腎水
膀胱
脾土
胃腑

「五臓六腑之分知口伝」

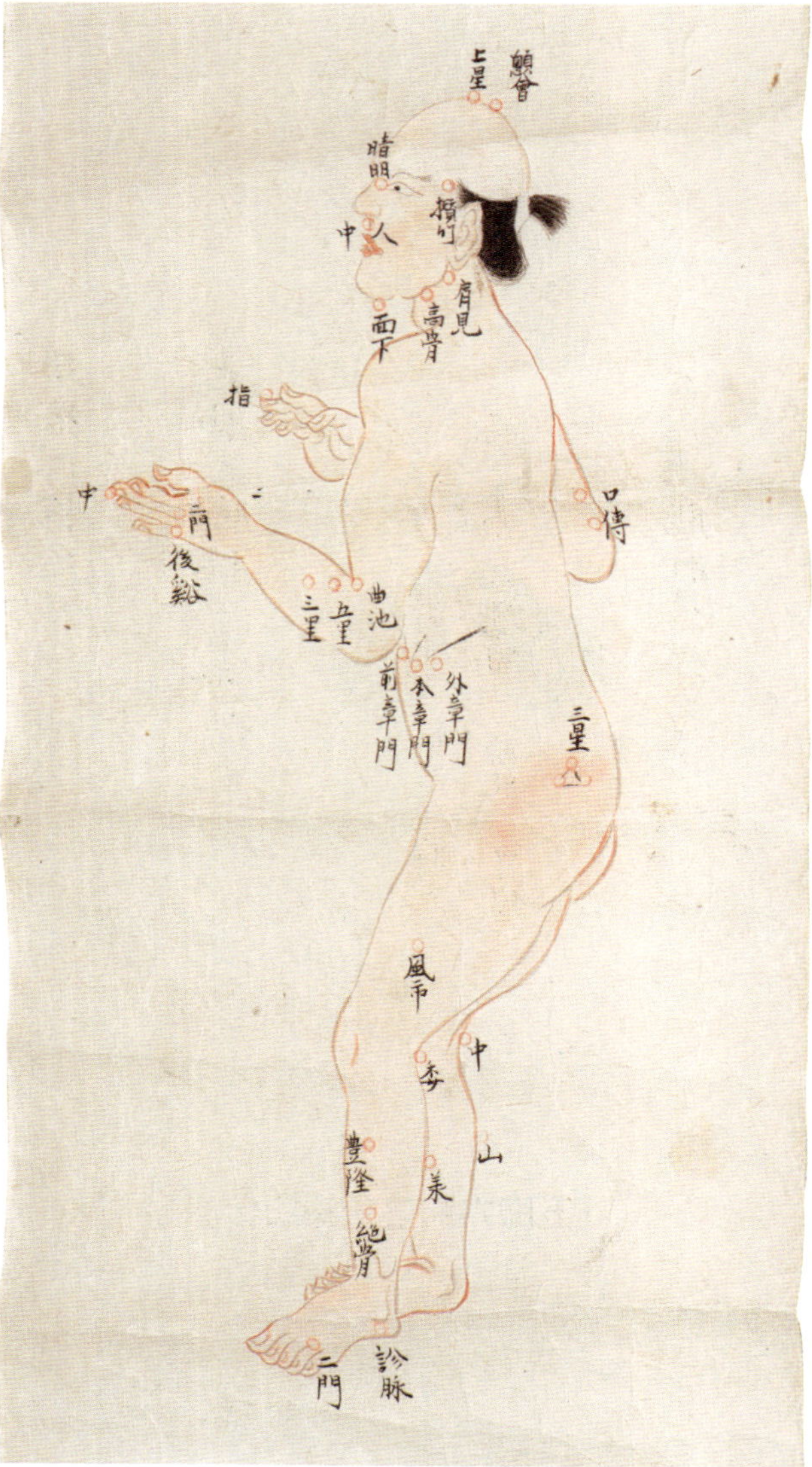

側面図

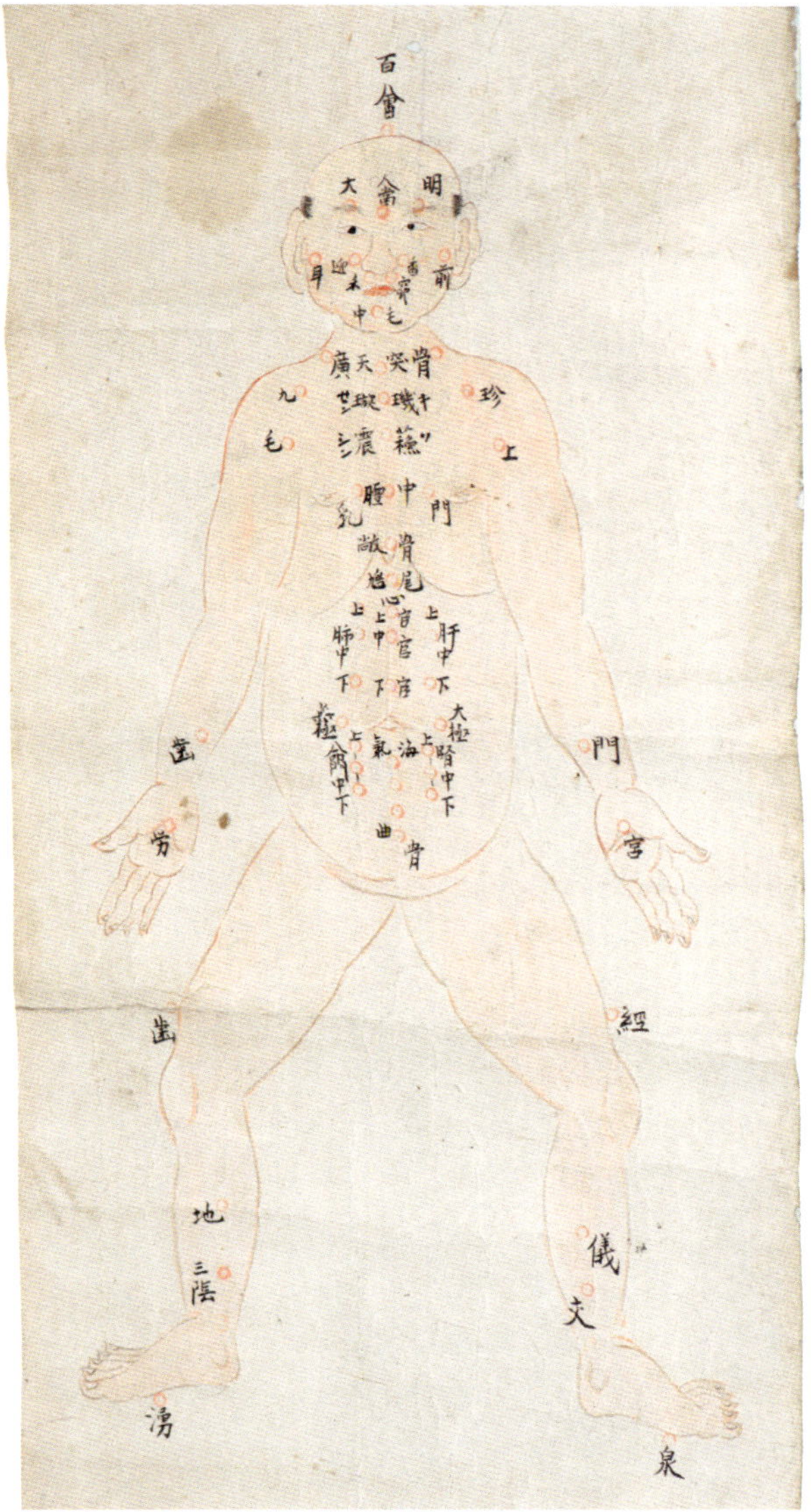

正面図

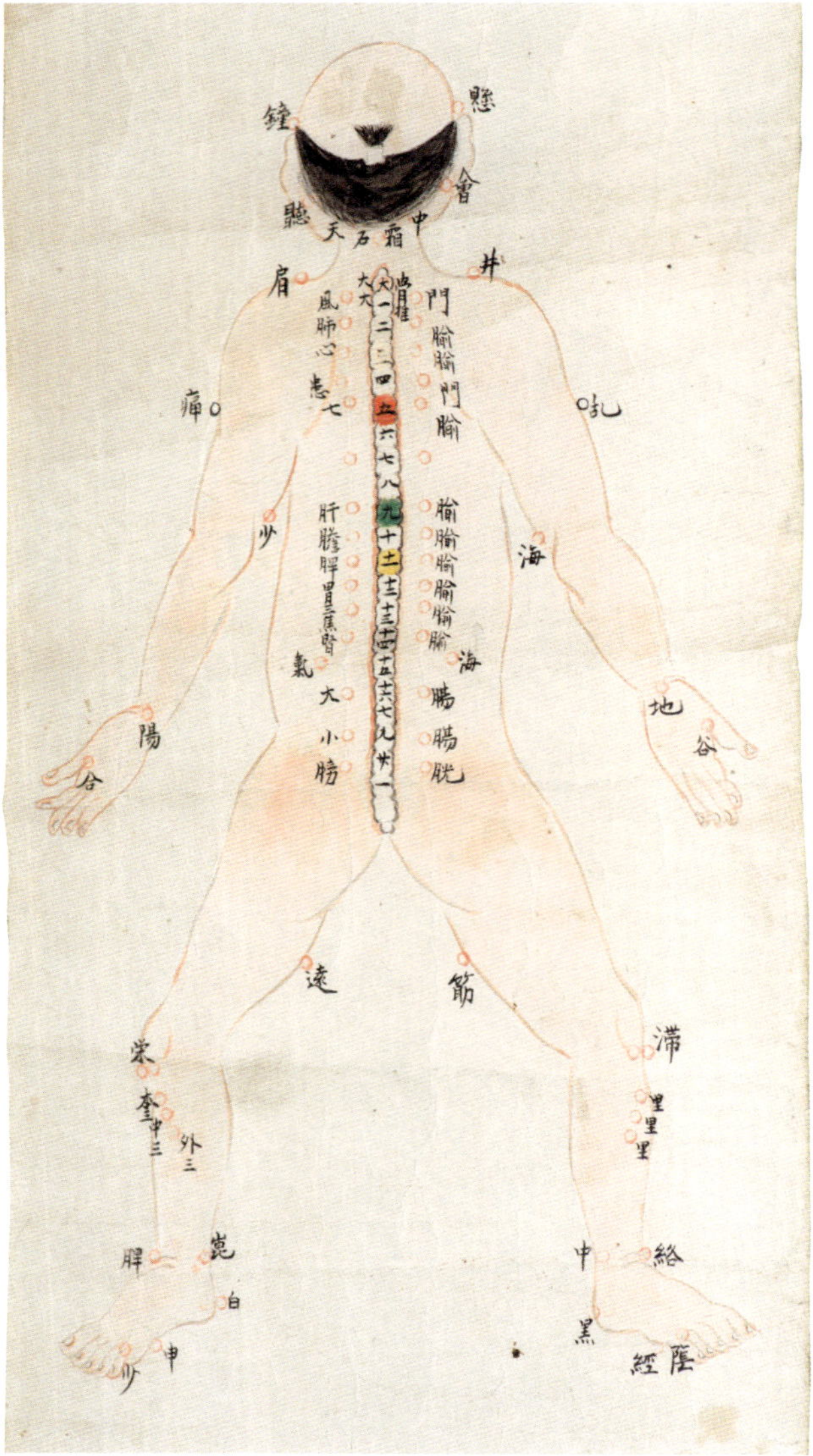

背面図

臨床というもの

序文

本書はブログ「鍼狂人の独り言」において、二〇一二年三月三十日から二〇一三年八月十三日まで不定期に連載した「臨床というもの」を中心として加筆修正してまとめたものである。一読されると分かるように、臨床家の日々の蠢きと呟きである。半世紀にわたる内容の、ある段階での締めくくりだ。この世界は延々と続く。生きてこの仕事を続ける限り。

今や難病癒しが面白い。この医学の存在理由を深く思考するが故の行動である。兎にも角にも臨床実験は面白い。新たな知見に満ちている。この点において、本書は真の臨床家の気持ちを大いに擽るものと信じる。明日への展開が存在する。

さて、本書成立に当たって、大いに力を入れてくれたのは、松田孝之氏、藤本漢祥院内弟子である。

加えて校閲及び編集に堀内秀訓氏のご協力を頂いた。記して謝恩するものである。

二〇一四年正月　吉日

蓮風

毎日の鍼灸診療楽しいですか？

小生は楽しくってたまりません。日々新たな発見があるからです。

難しい病、正体不明な疾患も確かにあります。

でも焦らずたゆまず病を看てゆくと大方は解けてくる。

問題が難しければ難しいほど解決した時の喜びは格別です。

臨床五十年。

『黄帝内経』をもとにコツコツと仕事・研究をしてきた。

鍼の凄い働き、面白さ、大いに教えてもらった。

これを世に広めたい気持ちでいっぱい。

〈目次〉

二、診察・診断……51

五、教訓……167

六、治療の鉄則……221

一、藤本家　家伝の巻物を説く

臨床とは何か？

伝統医学は悠久の歴史に支えられ存在する。
古《いにしえ》より伝承され、
東アジアを中心に多数の地域で試された。
独自の思想のもと様々な臨床事実を統べる。
臨床とは、
このような確たる原典、古典との対話の中で行われる実践だ。
新たなる臨床事実に出会うと、
臨床家の意欲を大いにそそる。
でも、その事実は伝承の中身にそぐわないことはない。

巻物　堀内随流軒都総書

わが藤本家に伝わる巻物。

跋に、元禄十六年とある。これより二年前、赤穂浪士の討ち入り。

今から三百十年ほど前の巻物、これをいれる布・金襴の筒もあった。

馬木理庵（匹地流の流れを受け継ぐ人）から伝えられたという堀内随流軒都総が記している。

匹地流（琢周の弟子、匹地喜庵が開祖）、吉田流（吉田意休が開いた鍼術、明国にて琢周につき七年学んだという）と兄弟学派とも言える。

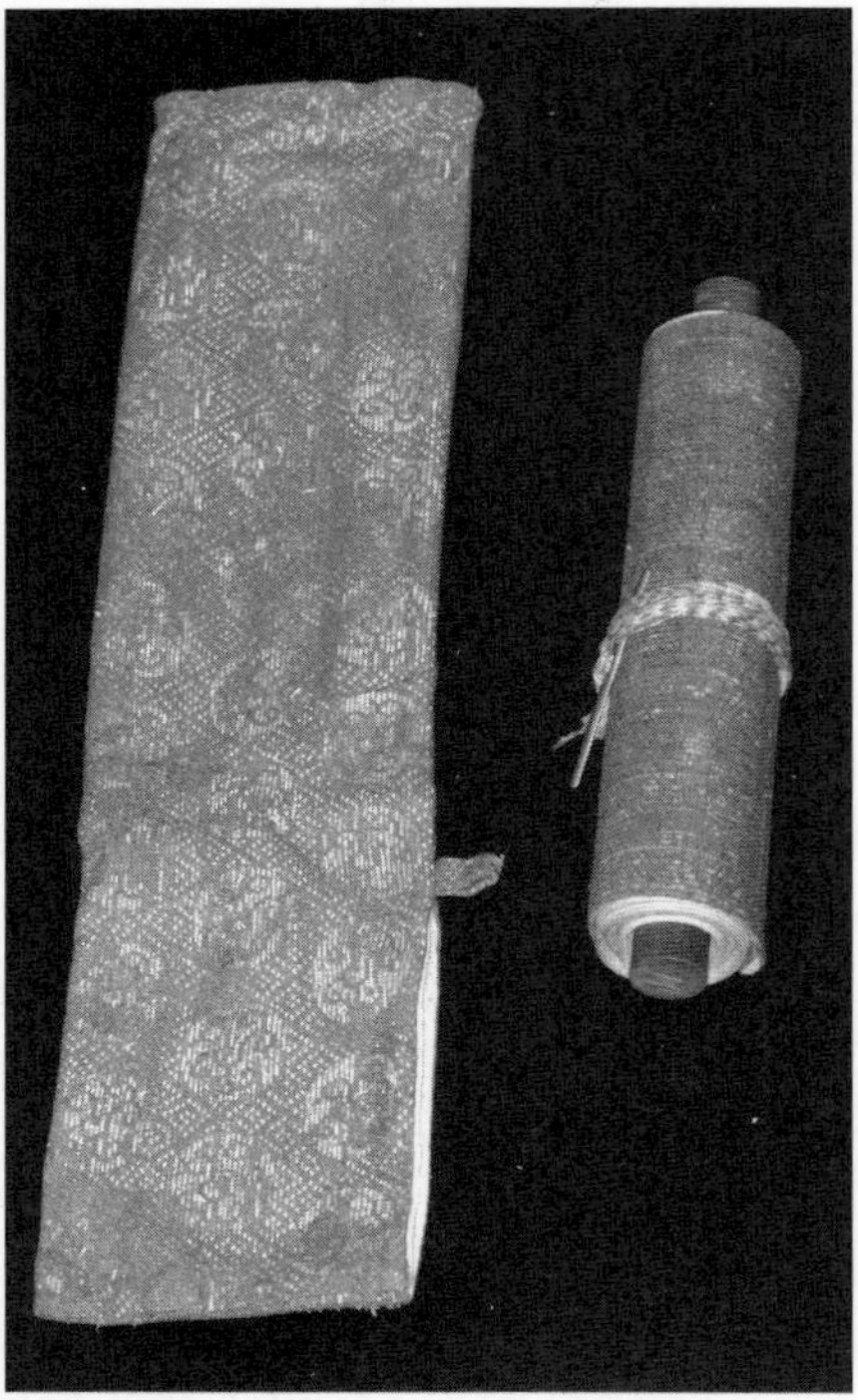

奥書

奥書を訳しておこう。

右に記する所は家伝の百五穴の図法師（治療法を学ぶ人たちのために、身体各部を示した図）一巻は馬木理庵よりの所伝のものである。

常に朝夕鍼術に心を寄せるものはこの道を向上さすことができる。

そこで、秘伝書、及び口訣を残すことなく奥義を伝えることとする。

なお一層この道に精進すればよい。

堀内随流軒都総

元禄十六年癸未　十一月十四日

花押

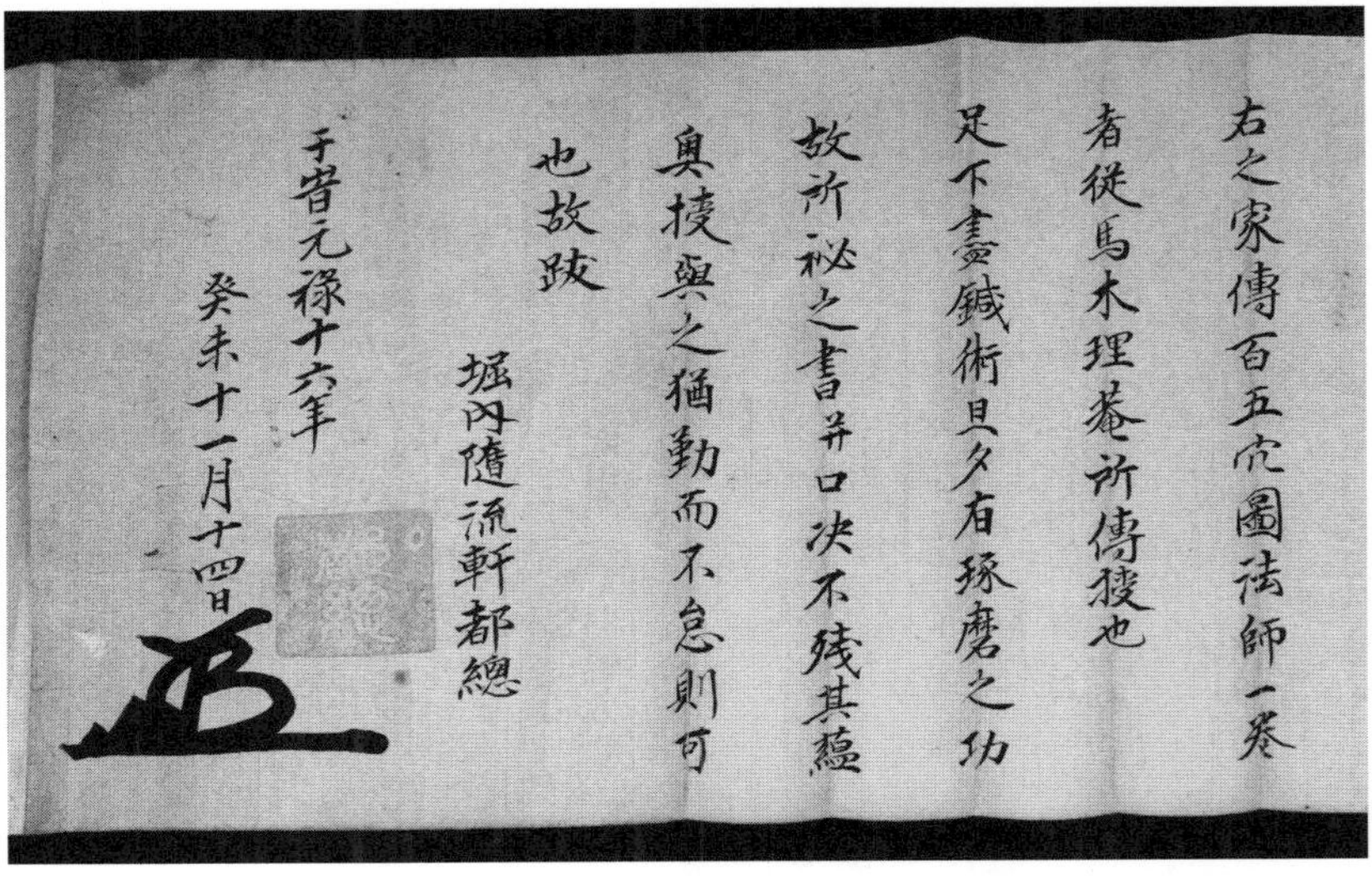
右之家傳百五穴圖法師一巻
者従馬木理菴所傳授也
足下盡鍼術旦夕有琢磨之功
故所秘之書并口決不残其蘊
奥授與之猶勤而不怠則可
也故跋
堀内随流軒都總
于時元禄十六年
癸未十一月十四日

五臓六腑の分を知る

本書の根幹をなす思想は、医学は臓腑経絡を基とすることだ。

この上に立って、穴を重視する。

大元の五臓は、背骨に付着する。

五臓六腑の分を知るの口伝、とある。

殊に、督脈上の三椎に肺金・大腸、五椎に心火・小腸、九椎に肝木・胆腑、十一椎に脾土・胃腑、十四椎に腎水・膀胱がそれぞれ関連するという。

更に、右 肺大腸脾胃命門火
左 心小腸肝胆腎膀胱水 とある。

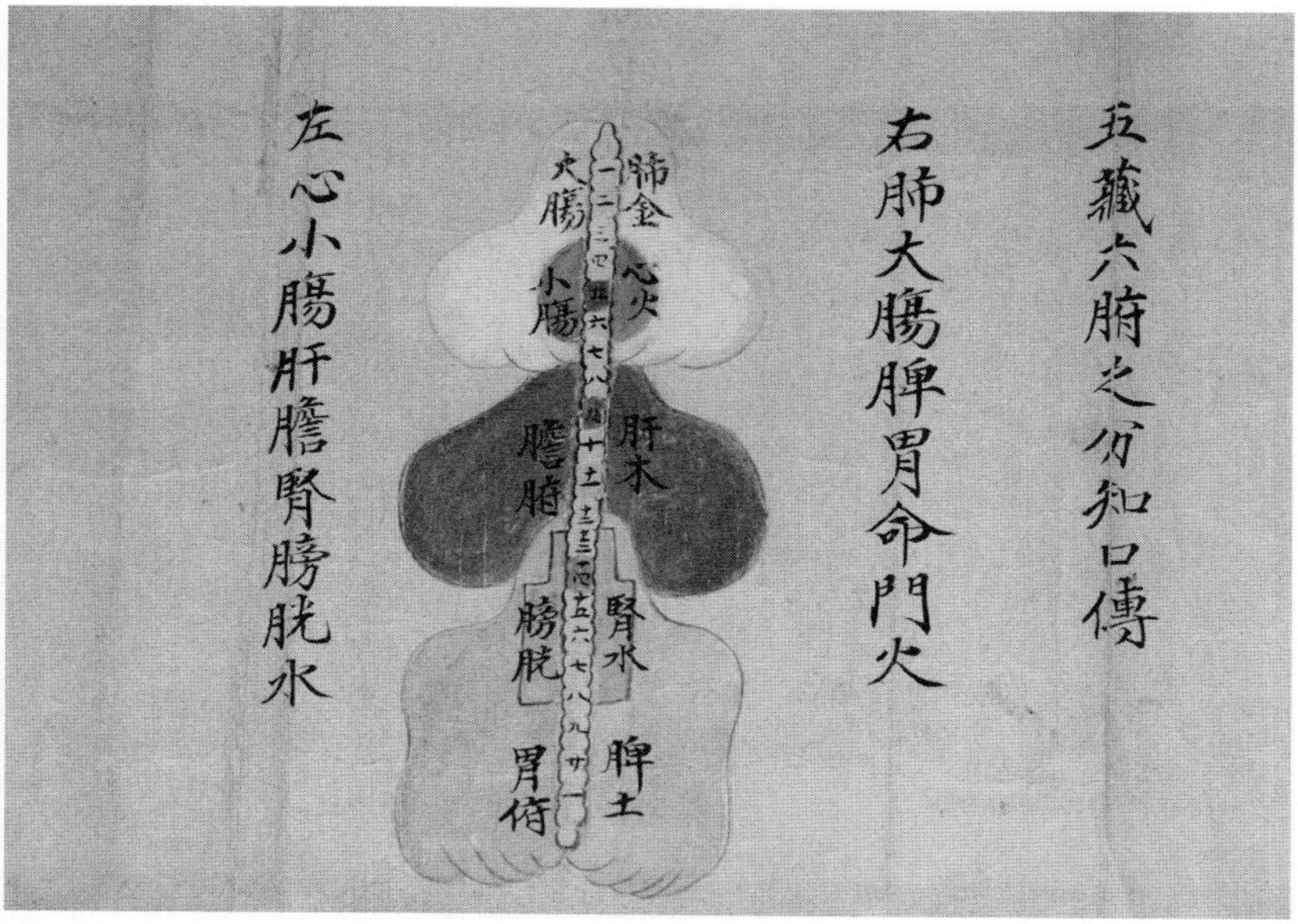

口伝

巻物の大半を占めるのが経穴の位置である。

人体の正面図、背面図、側面図とあり、側面図から始まる。

およそ半世紀にわたる鍼灸臨床家の立場からこれを見てみることにする。

どうしても、判明できないものも少なくない。

いわゆる一般の経穴の位置から外れたもの、また一般の経穴位置にあっても、名称の異なるものなどがあるし、また、一般の経穴には無い位置にある穴などが記載されている。

また、穴についての図は記してあっても名称はなく口伝とある部位もある。

恐らく、この巻物を手渡したおりに、相伝するものに師匠が口伝えしたものであろう。

頭部の経穴

巻物の経穴絵図は側面図から始まる。
まず上半身、頭部。
上星。顖会。
この位置が著しく異なっている。
上星が現在いう百会の位置にあり、
顖会はその後方に配されている。
おまけに、百会の図が無い。
ところが、正面図の頭頂部をみると正中に百会の図がある。
不可解なところである。
次に、睛明穴は定位にある。つま

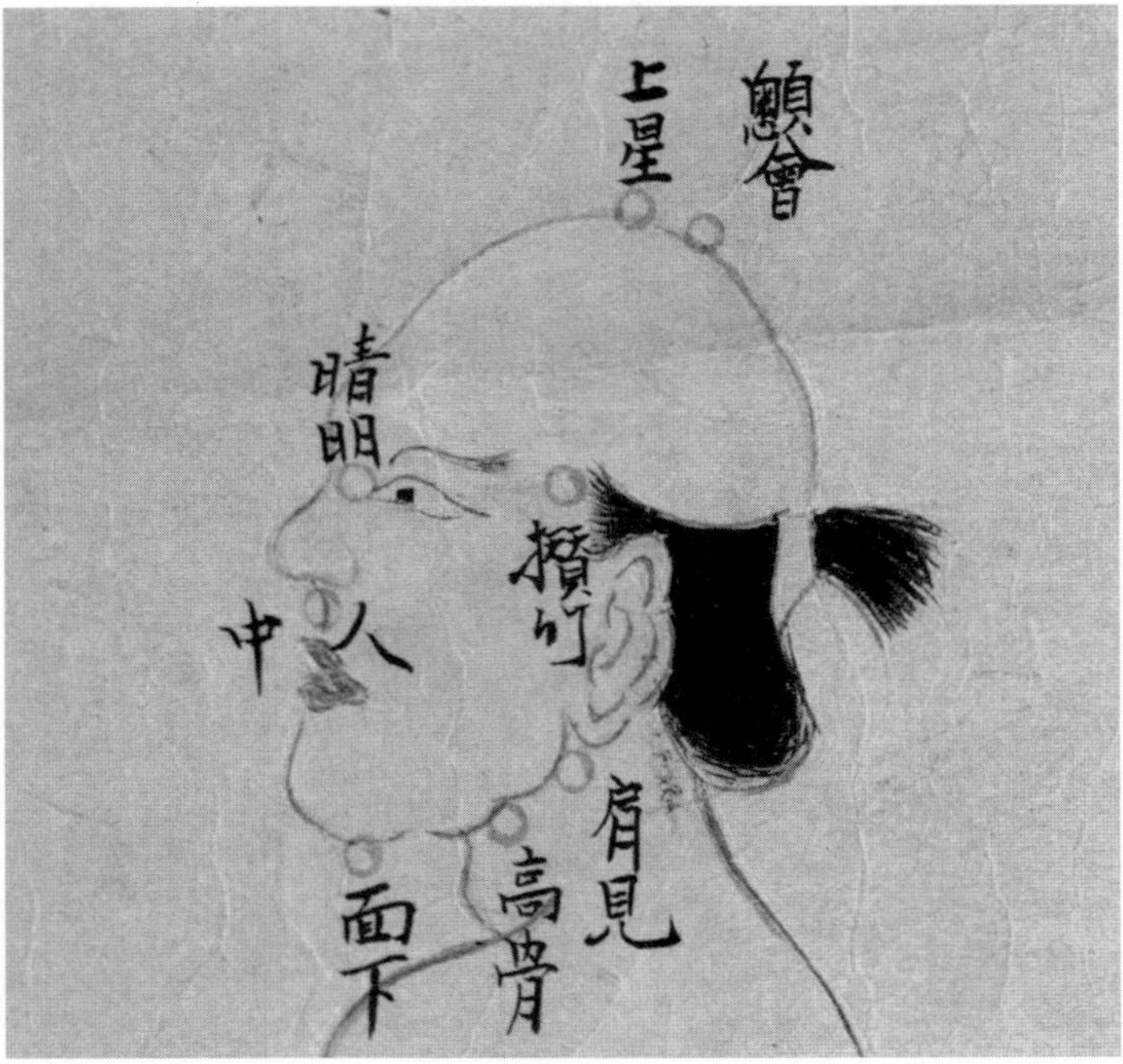

り、目頭に存在する。

ところが、攅竹が今いうところの瞳子髎の位置に置かれている。

人中はまさしく水溝の位置だ。

その下、顎部に沿って耳に近い方から肩見、高骨、一般にいうほぼ承漿の真下当たりに面下という穴が並ぶ。

これら諸穴がどのような効能をもつか今は知らない。

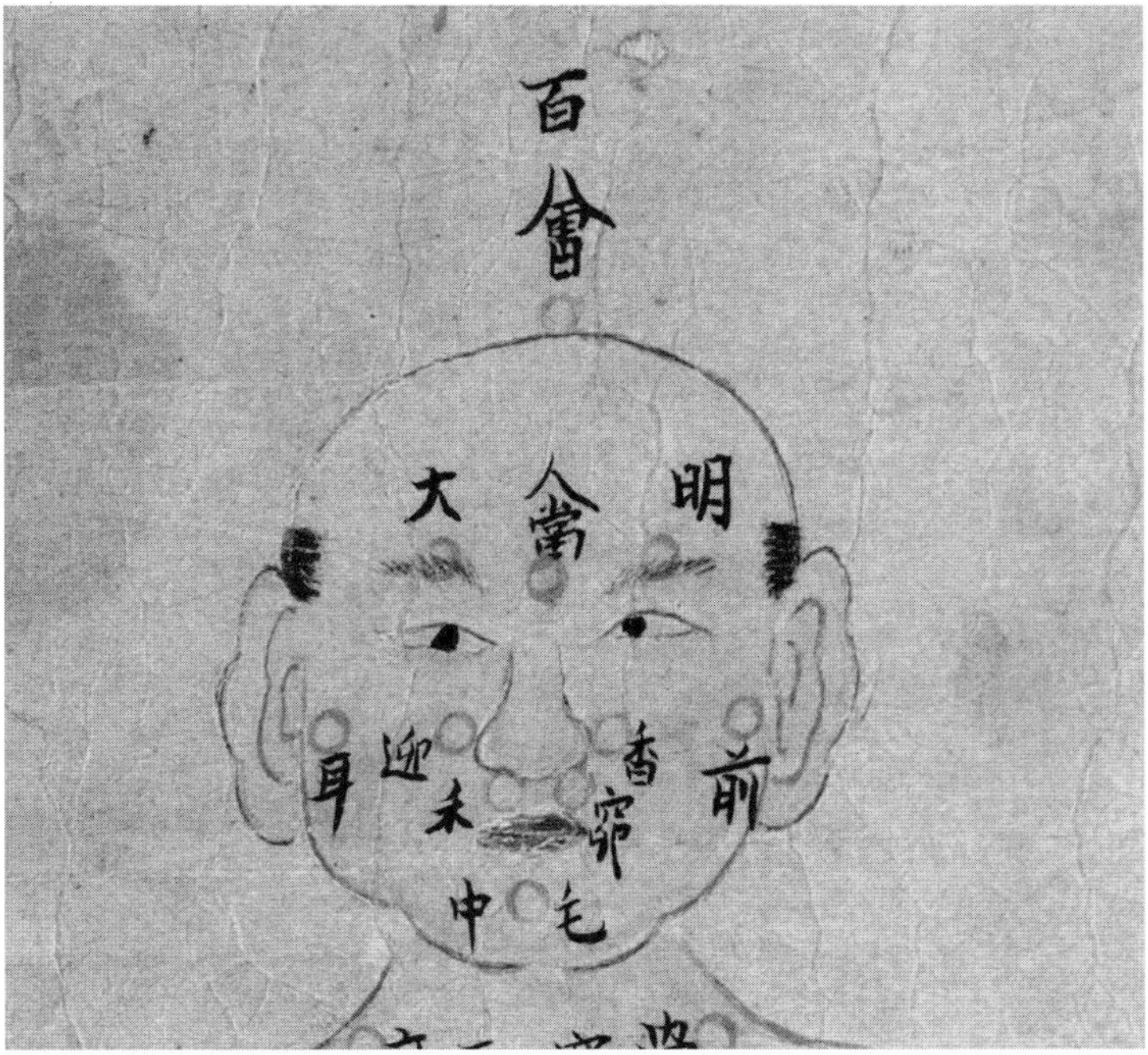

上肢の経穴

上肢を見る。

指先に、中指、二門の穴が示される。更に、後谿の穴も存在する。

中指は現在でいう中衝穴だ。

二門は二指と三指の叉の付け根に所在する。

中指は手の井穴の一つ。

心と肝の熱が著しい場合は、本穴と少衝、少沢から刺絡すると色の濃い血が自ずと多量に出ることが多い。

二門は示指と中指の甲の叉に存在する。

通常のツボとは位置も名称もことなる。

後谿はほぼ現在にも通じる名前と効能か。

三里、五里、曲池もほぼ現在いわれる名称と位置。

口伝とされる肘の二穴は、今言われる天井のあたりを指す。

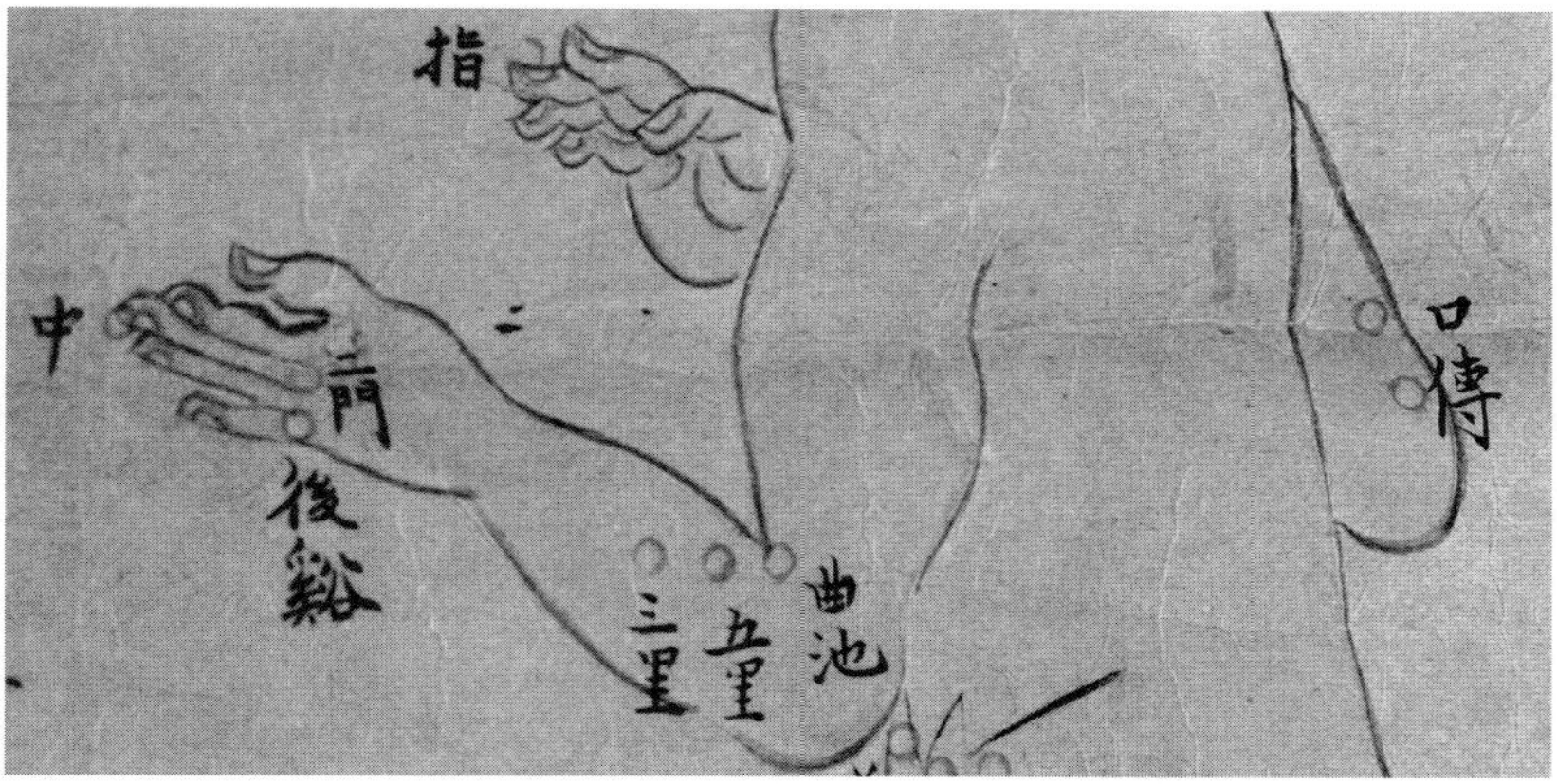

恐らく、天井穴のバリエーションを示すのであろう。穴の名称が暗示するように、身体における上方にある穴で下半身を支配する穴処であろう。

筆者の経験では、腰背部の頑固な痛みを取る重要穴となる。

このことは拙著、『鍼灸治療　上下・左右・前後の法則―空間的気の偏在理論　その基礎と臨床』に明らかにしている。

脇腹の経穴

前章門、本章門、外章門、これは脇腹に所在する。

いわば本章門（通常の章門）の前後が前章門、外章門となる。

一応ポイントとして表記しているが、これらは一連の変化だ。

夢分流でいう広範なエリアの肝相火に匹敵するところで、面と点の問題だ。

臨床的にはこのツボの反応は前に出たり後ろに出たりする。

よって、流派によって面と捉えたり点と捉えたりするのであろう。

流派の違い、時代の異なり、地域の相違があっても、臨床を貫く真理は不変といえようか。

これこそは時代を超え地域を超越して脈々とつらなる伝統というものである。

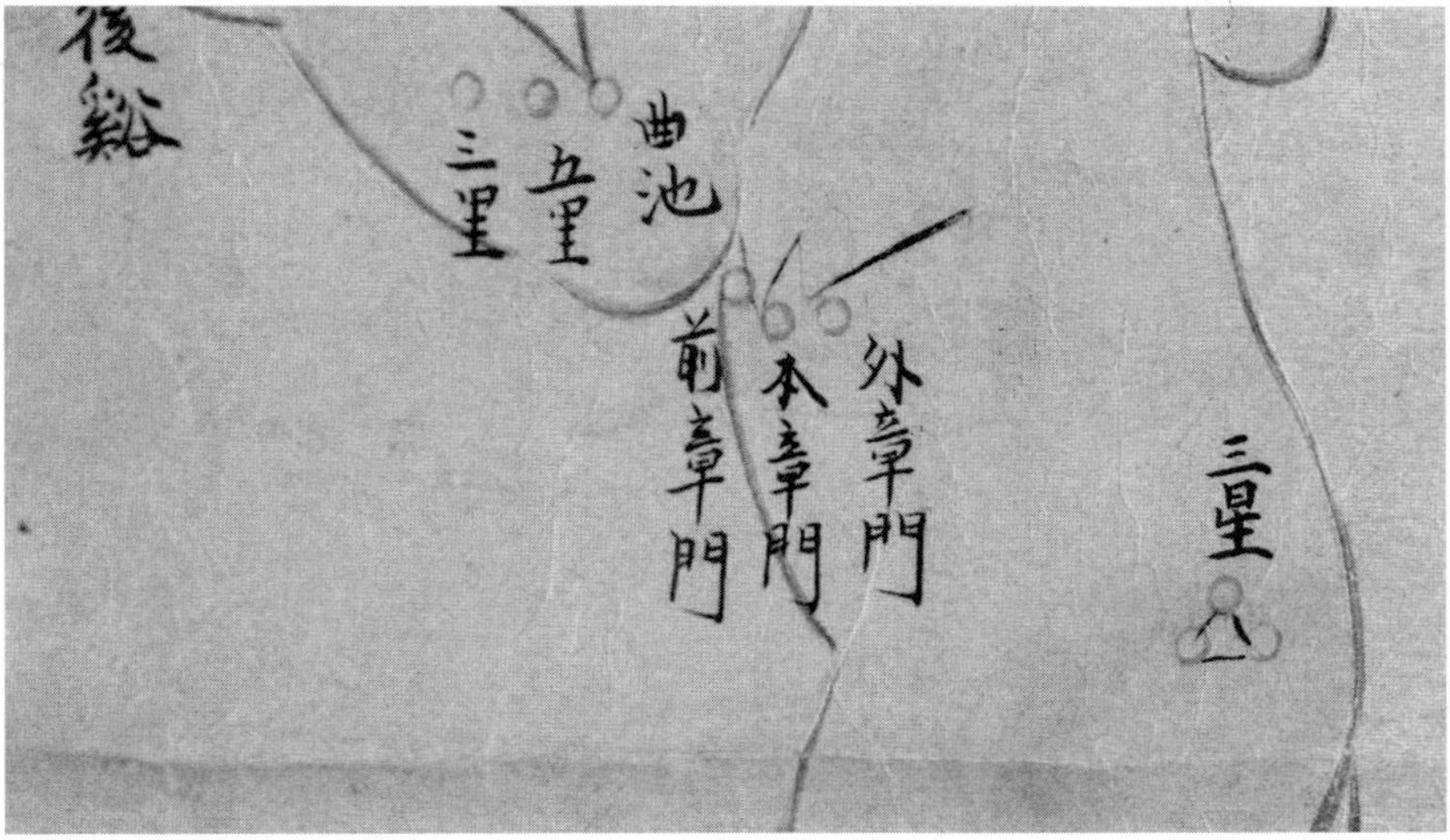
後谿
曲池
五里
三里
外章門
本章門
前章門
三里

臀部の経穴

次は、お尻にある三星の穴。

筆者の見解では、胞膏穴だ。

膀胱兪の外方で、これまた幅広いエリアをもつ。

三星として場所は三穴にて示す。

これも章門と同じで幅が広い。

甚だしければ、環跳の近くまで存在する。

重要なことは、腎虚の甚だしいもの、殊に腎陽虚にうってつけの穴。

凡そ、腎虚の酷いものは、膀胱兪に反応が出ることが多いが、更に酷いものは三星・胞膏穴に反応が出る。

そして、これが治療穴になる。

いにしえにこれに気づくものが居てくれたことは実にゆかしい。

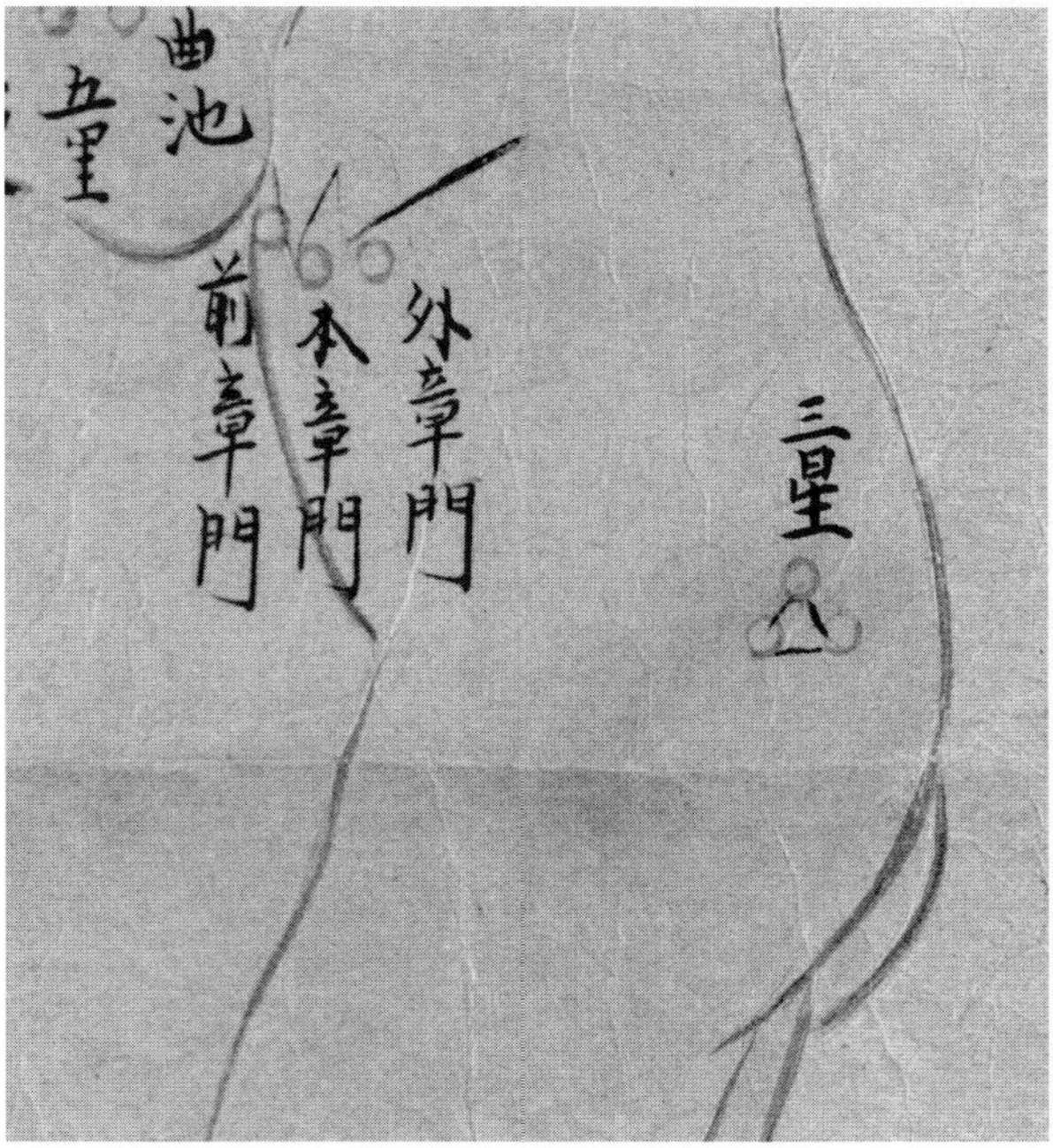
曲池
五里
前章門
本章門
外章門
三里

下肢の経穴　その一

風市、委中、承山、豊隆、絶骨があるがこれは通常の位置と効能と同じに思える。

診脈、これは通常の申脈を指すようだ。よって、効能もこれに準じるといえようか。

二門、これは一般には無い穴。

足第三趾と四趾の股。足陽明胃経の別脈。

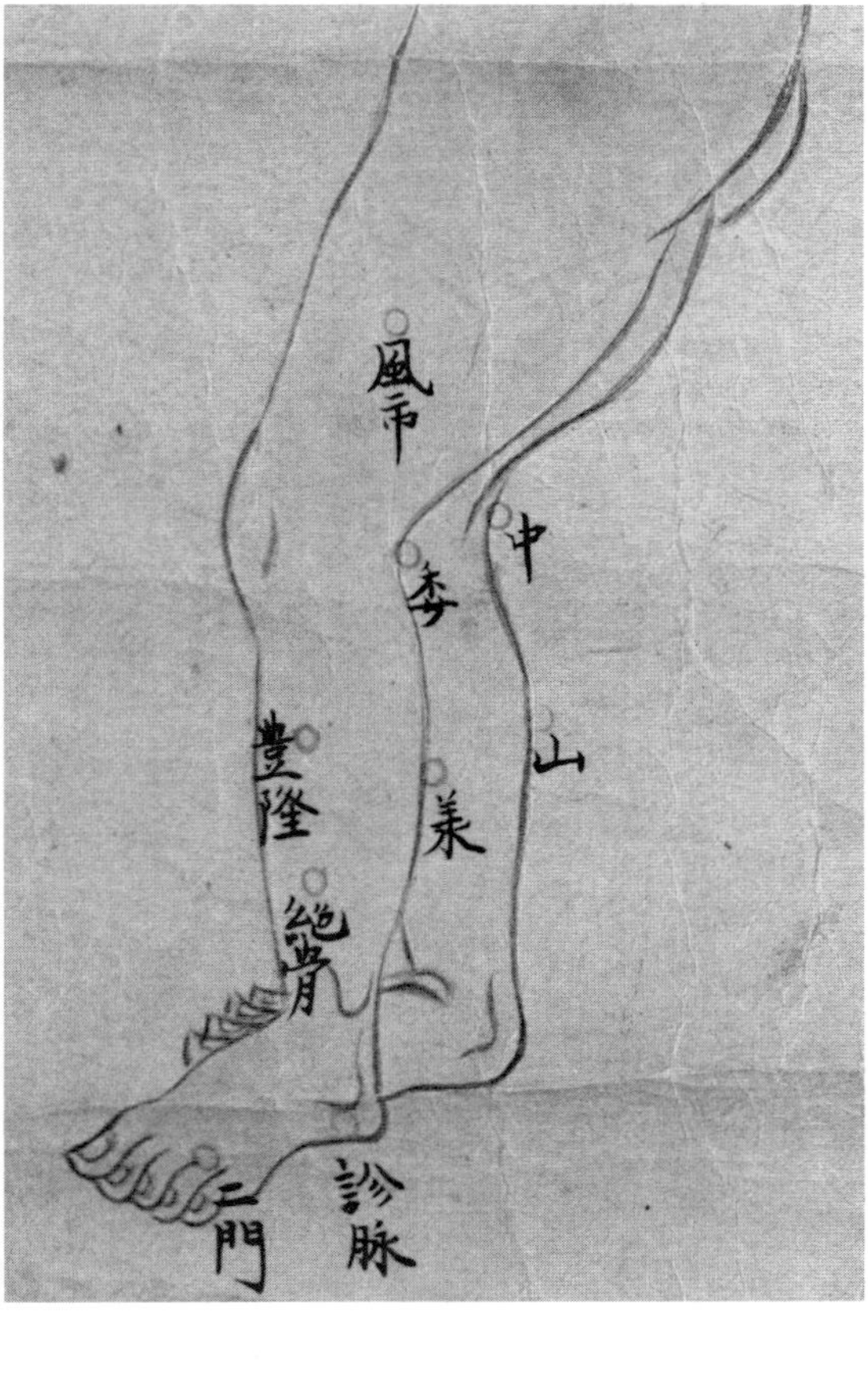
風市
中
委
山
豊隆
絶骨
診脉
二門

下肢の経穴　その二

下肢内側。

歯経、地儀、三陰交、湧泉とある。

歯経は図面からは定かに伺いがたい。だが、ネーミングと足陽明経上のようであることから、おそらく梁丘らしい。側面図では足陽明経上には豊隆があり、足三里が所在しないのが興味深い。

地儀は足太陰経の地機だ。

肚腹の病に使ったのであろう。

三里を始め肚腹の病を治す穴が少ないのは、腹部に多く穴を配したためだろう。

三陰交は足太陰、厥陰、少陰。肝臓、脾臓、腎臓と深く関わり、血の領域。よって、婦人病を主る。

湧泉は腎経の重要穴であり、気付けの大切な穴処。

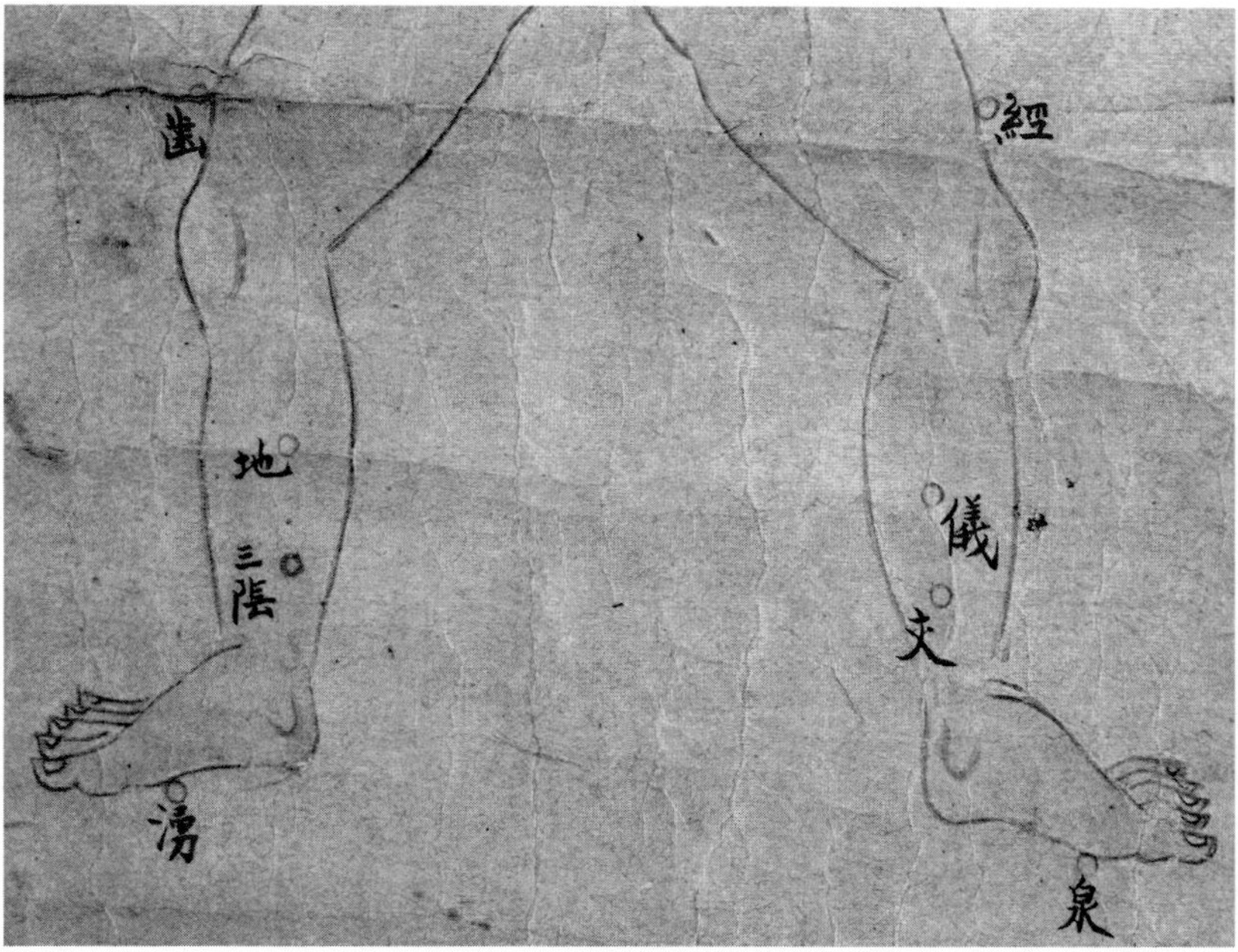
經
地
湧
泉

顔面の経穴

正面図。頭からみる。

側面図に無かった百会穴が何故か突然現れる。

一応、今に伝わる百会とみてよい。

眉中に大明穴が所在する。

恐らく、眼科疾患の診断と治療に使われたのであろう。

視力障害に反応がよく現れる。

眉間には人当穴がある。通常いわれる印堂。

『霊枢・五色篇』には肺臓の反応の現れる処とされる。

迎香、禾髎、中毛、耳前。

迎香、禾髎は通常の位置で同じ名前の穴処。

効能もほぼ同じであろう。

耳前は通常の聴宮の位置。

中毛は通常の承漿の位置。両穴ともにそれぞれ、聴宮、承漿の効能であろう。

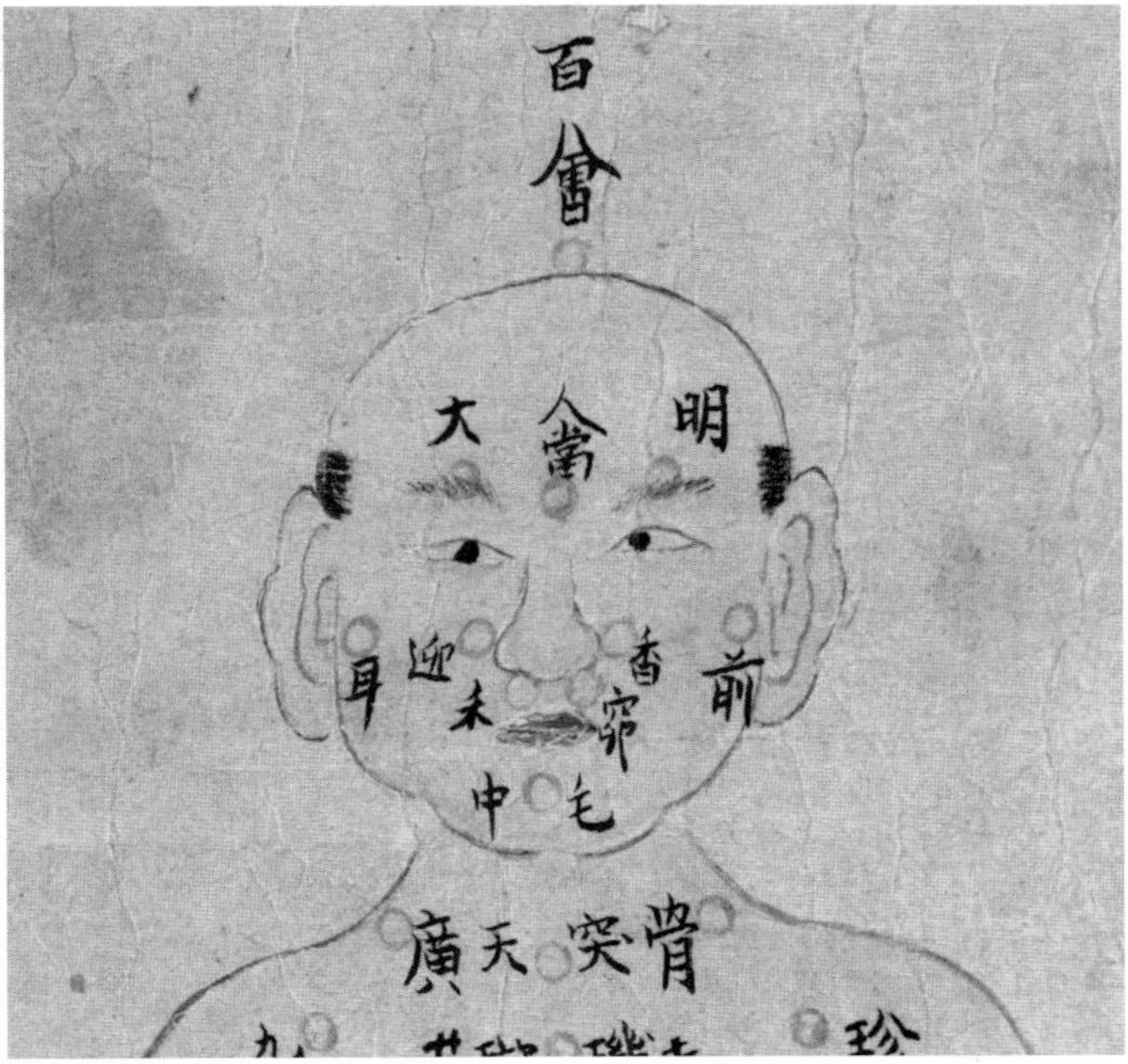

首・上胸部の経穴

顔面下、前頸部下。
廣天、突骨。
廣天は缺盆を指すであろう。
突骨は今にいう天突。
九珍、毛上。
九珍は雲門だ。
毛上は極泉。本穴は藤本家の伝承では急性の喘息発作に使用。
子供の頃、この鍼で呼吸困難に陥った患者さんが速やかに癒えたのを眼にしている。

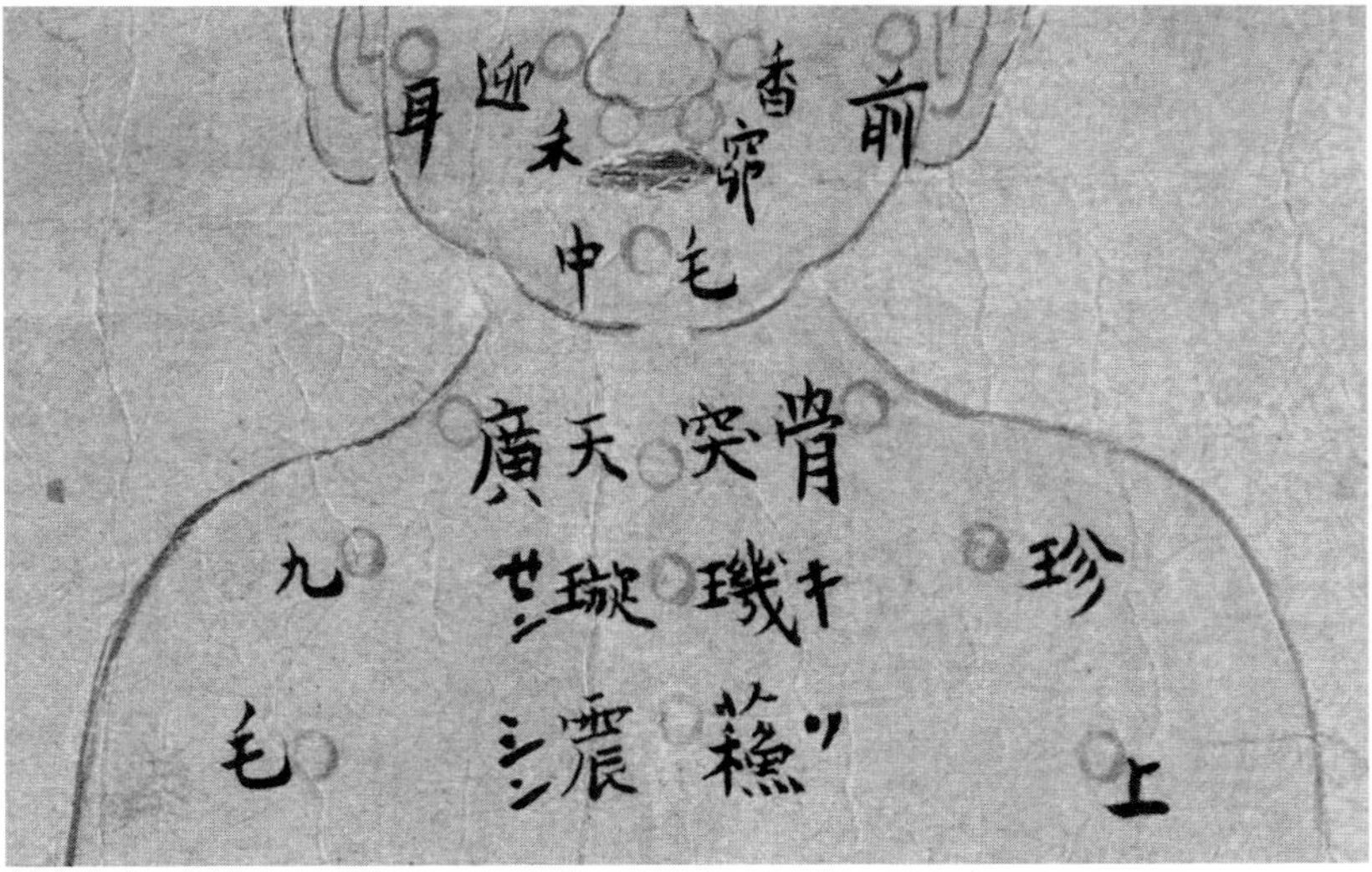
耳
迎
香
前
禾
窌
中
毛
天
突
璇
璣
九
珍
毛
上

胸部の経穴

胸部正中

璇璣（センキ）一般にいう華蓋か?

震蘊（シンソ）一般にいう紫宮?

膻中は一般にいう膻中に同じ位置。

心肺に入る邪気を瀉す。

上実によるもの多し。

腹部

腹部
腹部は極めて重要な位置を占めるようだ。

最上部は敝骨とされる。

今にいう、剣状突起である。

この部分は人体の縮図であり五臓六腑の纏まりである。

想像の翼を大きく広げ考えると、様々な診察・診断を用いたであろうが、この腹診に大いに注目したと思う。

つまり、この臓腑配当により五臓六腑の異常を察知していたとみるのだ。

腹部の経穴　その一

上官（上脘）中官（中脘）下官（下脘）とある。
上官の左、陽明経上に肝上官がある。
この位置は承満穴が相当する。
上官の右、陽明経上に肺上官がある。つまり右の承満穴である。
また、中官の左、陽明経上に肝中官、右の陽明経上に肺中官がある。
即ち、左右の梁門穴だ。
更に、下官の左、陽明経上に肝下官。
右側の陽明経上に肺下官がある。
即ち、左右の太乙穴である。

腹部の経穴　その二

任脈上の上脘、中脘、下脘を意識しながら、両側の胃経上に左は肝臓、右は肺臓の守備範囲としている。

恐らくこれを基に肝臓、肺臓の異常を察知したのであろう。

当然、背部兪穴や手足の原穴の反応も参考にしながら。

臨床経験からすれば、この配置は意味じい。

殊に、中脘、梁門は呼吸器の疾患を治す要衝であるからだ。

同時に、一般に脾胃の病に関与するが、肝臓の反応と治療要穴ともなる。

さらに言えば、肝臓の病は反応が章門に現れることが多いが、このエリアに現れることもある。

腹部の経穴　その三

臍とほぼ同じ高さにある、太極、無極の穴は、通常の天枢の位置より外方。
それでもなお、ほぼ胃経上にある。
本穴は流派によっては禁鍼穴とされる。
毒薬は良薬である。
危険な穴であればあるほど巧みに使えば劇的な効能を示す。
附子が起死回生の薬であると同時に使い方次第では非常に危険であるように。
また、本穴は上下左右の二次元世界の中枢に関わる部位。
深い意味をもつ穴処ではある。

腹部の経穴　その四

太極・天枢の下。つまり臍以下、下腹部である。
足の陽明胃経上。
左側は腎臓の領域。右側は命門の領域。
夢分流の左腎水、右命門相火と似ている。
本巻物の場合は〈点〉で、夢分流の場合は〈面〉として表す。
穴の所在は大雑把。秘伝を伝える場合、多くは口伝を伴うからだ。
ここでの腎・命門は当然腎水・命門相火である。
これも一般的に言えることで絶対ではない。
つまり、反応として腎水・命門相火が左右入れ替わることがある。
ついでに言えば、上腹部の肝と肺も左右入れ替わることもある。
さらに言えば、上腹部の肝と肺も下腹部の腎水・命門相火と入れ替わることもある。
即ち、上下も入れ替わることもある。

また、上腹部は上半身を、下腹部は下半身を表す。
これも上下入れ替わることがある。
より直接的にいえば、下半身の病を、上腹部の肝と肺の部位にて治すこともある。
やはり体表観察の鋭さで判明する事柄だ。

何故このようなバリエーションが見られるのか。
それはこの医学の根本命題とも言える『陰陽論』に基づく。
右は左であり、左は右である。
上は下であり、下は上である。
陰陽は二であり一つだからだ。
また、一つであり二でもある。

詳しくは拙著『東洋医学の宇宙—太極陰陽論で知る人体と世界』を参照されたし。

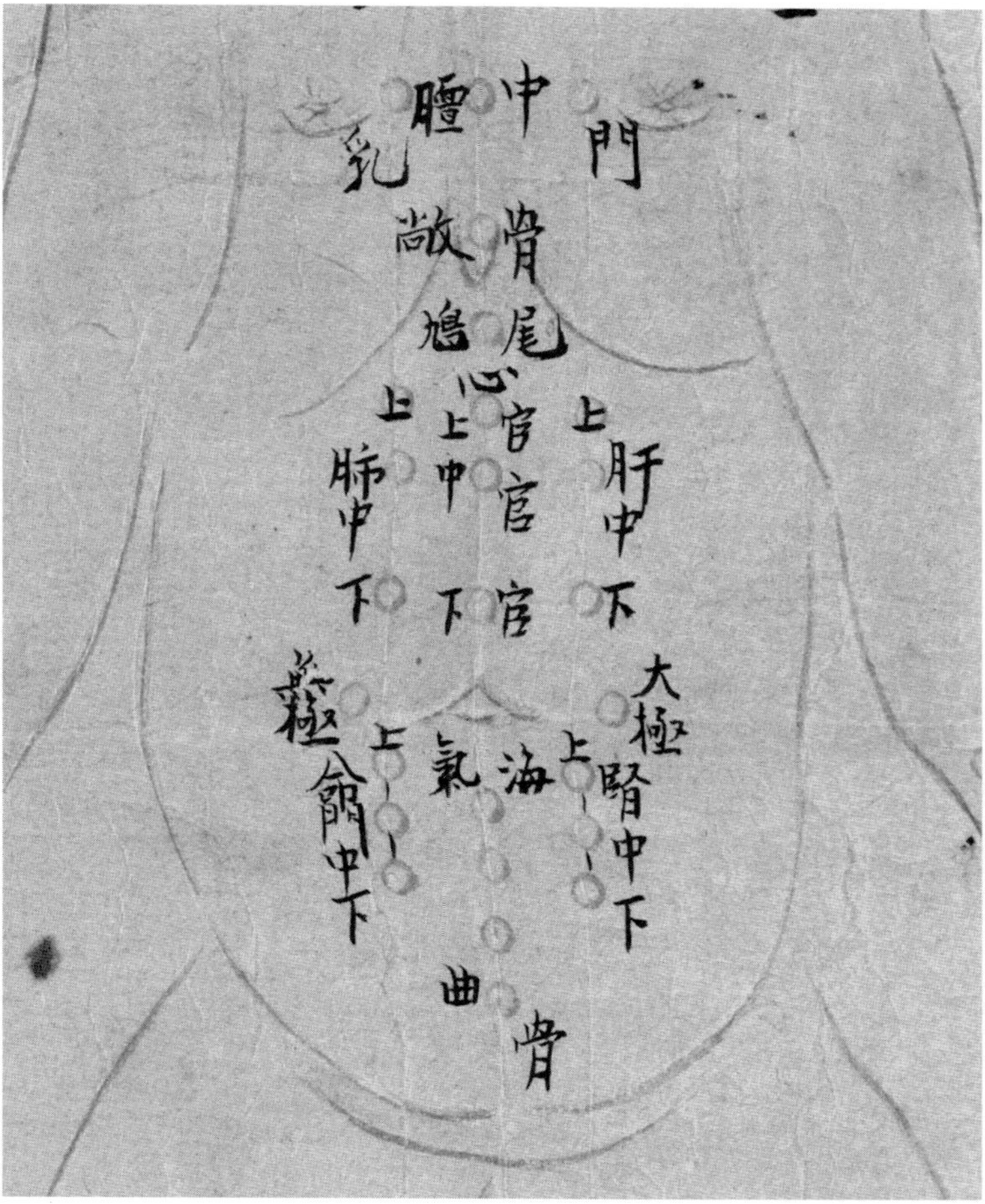
膻
中
乳
門
鳩
尾
心
上
中
下
肺
肝
大
極
氣
海
曲
骨

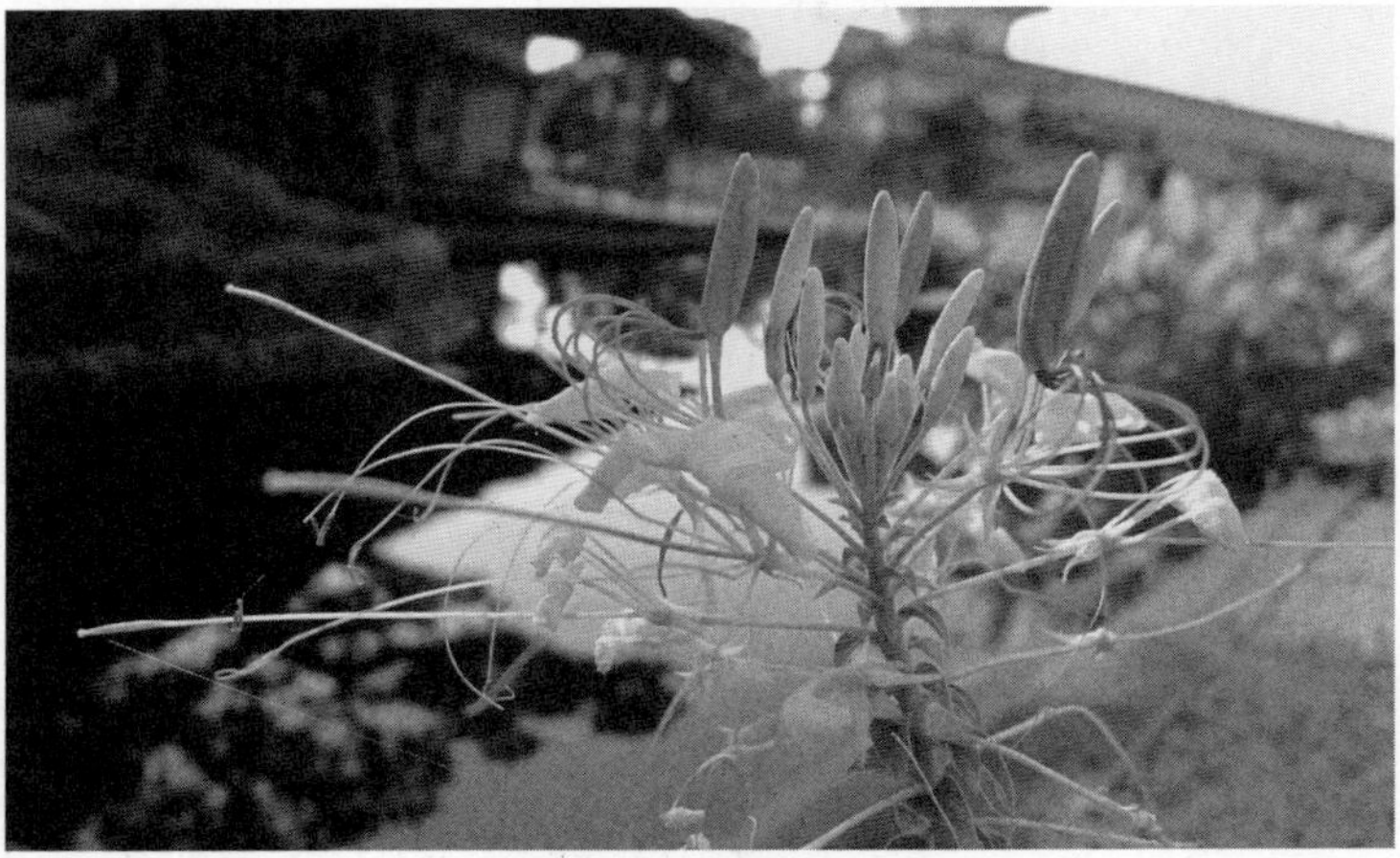

二、診察・診断

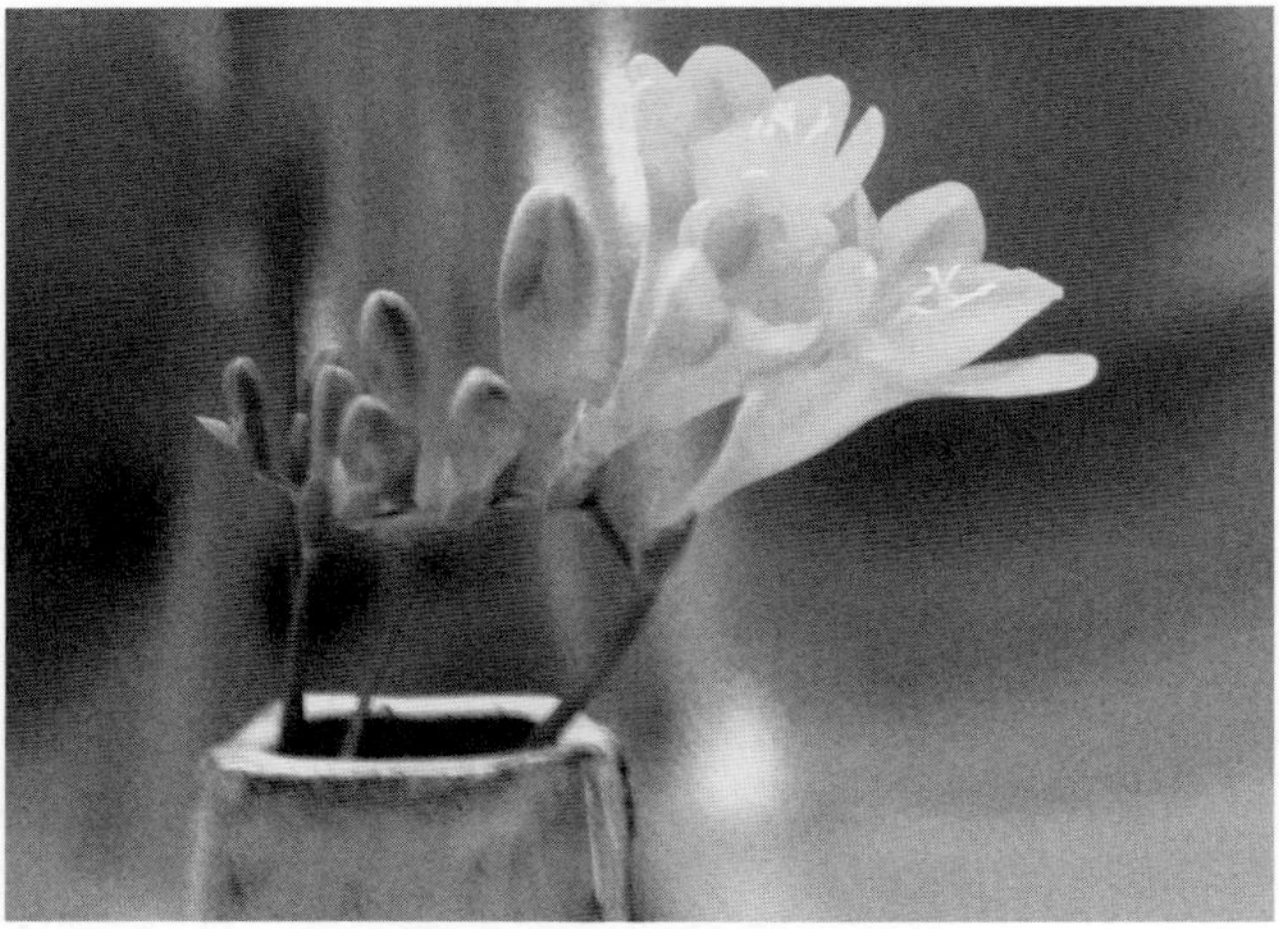

問診の重要性と限界

問診が大切であることは言うまでもない。詳しければ詳しい程よい。

だが、問題がないわけではない。

いくら詳しく聞いても、患者さん固有の感覚や表現によりかなりまどわされることがある。

殊に、お年寄りに話を聞く場合、不確かな言葉をよく耳にする。

どうしても判明し難い時は、繰り返し角度を変えて質問するがよい。

先ほど述べたことと全く異なることは大いにある。

その多くは、記憶が不鮮明であったり、間違っていることも屡々《しばしば》ある。

それにしても、未だに不確かな言に遭遇することもある。

このような場合は、他の情報によってこれを確かなことにできることがある。

この場合に優れて有効なことは体表観察によることだ。

丁寧に問診をとっても、全く歯が立たないことがある。

精神科の疾患だ。

体表観察のもつ意味

人の視覚と触覚を中心とする診断術、これが体表観察だ。

人によっては何と原始的な医療だろうと思う者もあろう。

だが、これが東洋医学の本質に関わることである。

体表観察とは何だろう。

一口にいえば、四大診察法のうちの「望診と聞診と切診」なのだ。

「物理学的、化学的変化するのがヒト」だとはしない立場だ。

つまり、「物体」としてではなく「人」として全人間的存在こそをヒトだとするのである。

わが尊敬する中国・広州の鄧鉄涛終身教授の『実用中医診断学』には多くのページを割いて「日本の腹診について」紹介されている。（近代中国伝統医学では切診学が希薄な傾向があるが・・）

この間の消息を物語るものといえまいか。

わが北辰会はこれを凡そ半世紀にわたり追究してきたものだ。

もとよりこの体表観察医学は、中国において、また日本において悠久の時間をかけて相応に発達してきたものである。

だがこれは文献などで散見はされるが、纏まったものは見受けられない。

未完成とは言え、一応の集大成を試みたのが我々が提唱する『体表観察学』である。

わが北辰会での労作であり金字塔といえる。

殊に「切診」においては、歴史的にみて著しい進展をみせるものと自負する次第である。

この仕事は東洋医学における歴史的業績にのみ留まることなく「広く医学」としても示唆に富んだものといえる。

つまり、現代西洋医学のもつ機械論の立場からの諸検査に基づくデータを重視し、「ヒト」を丸ごと見つめる視座が欠落していることに対するアンチテーゼともなる。

ツボ

ツボには壷《つぼ》の意味がある。
胴がふくらみ、口が狭くなった形の容器。
ガラス器は古代中国には少なかっただろう。
口が狭いところから中身を知ろうとすれば、よほど覗《のぞ》き込まねばならない。
そうヨウク覗くことが大事。
よくよく観察すべきだ。
体表観察の基本。

形・・・大きいもの小さいもの。
分厚いもの薄いもの。
出っ張ったもの凹んだもの。
寒熱・・・熱。寒。

手をかざして温もるものと冷えるもの。
皮膚に触れて・・・・緊張と弛緩。つやのあるなし。
乾湿・・・発汗しないものと発汗しているもの。
圧痛の有無。
鍼を刺して、あるいは接触によって・・・何か集まるものと空ろなもの、等々。

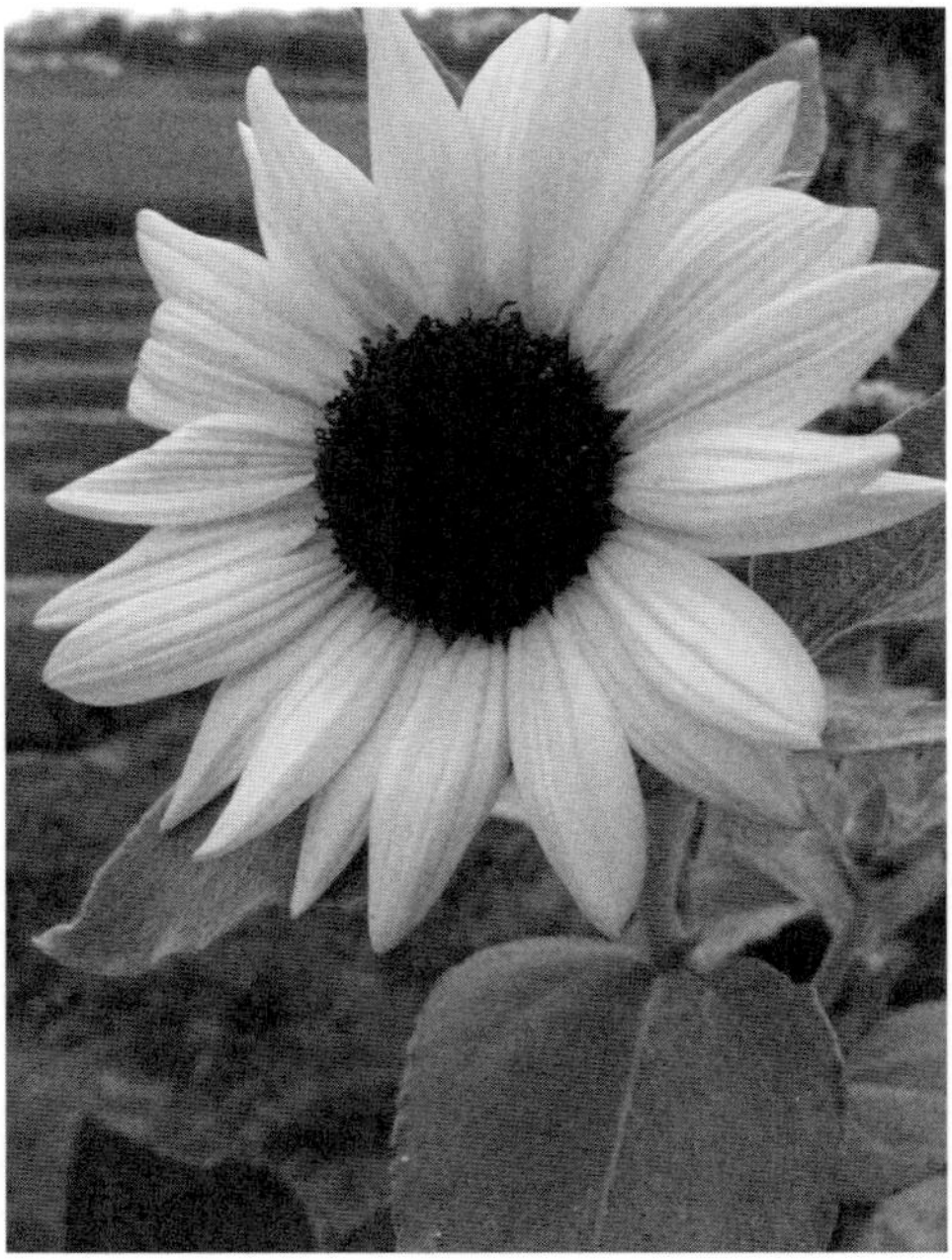

脈診　舌診　気色診　体表観察　その一

いずれも大切な診察・診断だ。
これらに、均等に病態が反映するのだろうか。
それとも、これに序列や、その特徴はないのだろうか。
いや、これに序列や、その特徴はある。
先ず脈診。
急性、突発的に生じた病にはかなり有効な方法である。
例えば、急性の腹痛。
激しい痛みであればあるほど脈状は弦急が一般的だ。
よって正しい処置を加えれば、弦急がとれる。
ところが、更に痛みが酷いものは、弦急ではなく逆に緩んだり、脈が伏せたりする。
心痛の場合はどうか。
激しい痛みであればあるほど脈状は弦急が一般的だ。

ところが、病状が重くなり、意識が不鮮明になると、脈が打たなくなる。その場合、多少とも意識がついておれば、舌を出せというと、多くは舌が出せ、舌質の色が明るければ、一過性のものと見て良いが、素人には難しい。余程年数をかけての修行が必要。脈診のみでなんでも分かるという人を多く見かけるが、このような重篤なものを診て発言しているかどうかは疑わしい。

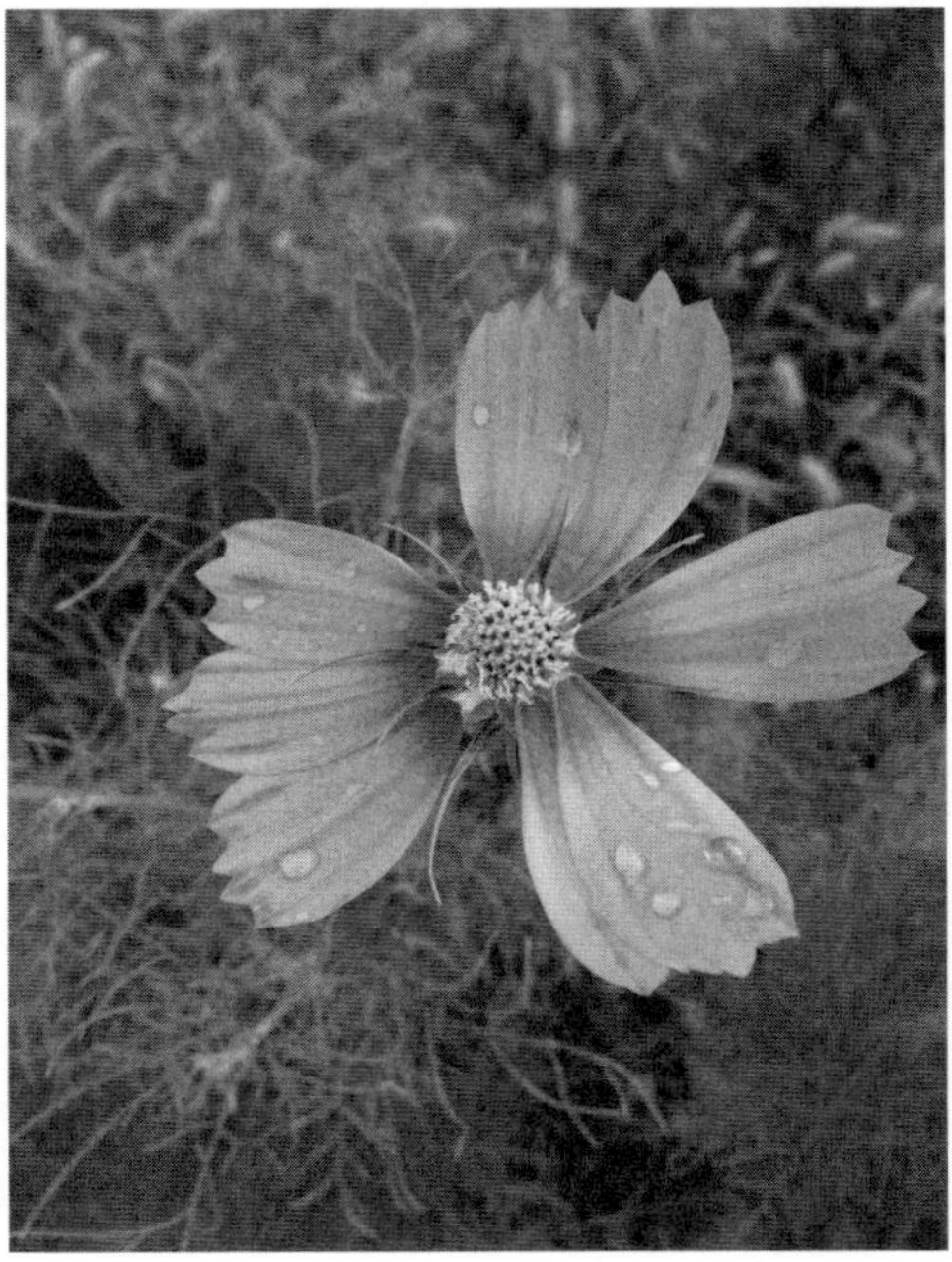

脈診　舌診　気色診　体表観察　その二

脈診。

なかなか年季のいる勉強だ。

数多く体験することが一番。

筆者は五十年近くやっている。

詳細は拙著『胃の気の脈診—図解鍼灸脈診法』に明らかだ。

一般雑病では日々の変化がほぼ忠実に現れていると見て良い。

急に脈が浮いたりすれば、外感を患いかけたかと疑って良い。

但し、外邪が弱く、正気がこれに反応することが少なければ、脈も浮かないことが多々ある。

こうした外邪が入った場合は、*外関に触れてみるが良い。

もし、このツボの左右差があれば、弱い外感にかかったとみてよい。

ただし、その場合は、軽く咳がでたり、咽喉に違和感を覚えたりするものである。
＊外関・・・ツボの名称。手少陽三焦経の絡穴。詳細は、拙著『経穴解説』を参照。

脈診　舌診　気色診　体表観察　その三

脈診では、胃の気を診ることにより、陰陽・虚実・寒熱・表裏を弁えることが大事だ。
中でも虚実が何より大事である。
押し切れの脈。
寸、関、尺に当てている指を同時につよく、脈を橈骨に押し当てる。
これでも脈が打っているかどうか。
打っていれば実、打たなければ虚。
舌の胖嫩と重なれば虚。更に戦が加われば虚が著しい。
初心者、未熟者は、安直に脈のみで判断しては患者さんが不幸である。

脈診　舌診　気色診　体表観察　その四

脈診を行う環境。

やむを得ず喧騒の中で行うことはあるが、一般には、和敬清寂の中でなされるべきだ。

診者は事にあたって決して動揺してはならず、冷静沈着にする。

病者にも眼を閉じさせ、診者の意にそわしめ落ち着かす。

もちろん、仰臥位にて行う。

場合によって立位にて行うが、これは特殊。

脈の動揺があり、しかしやむを得ず急ぎ脈を診る場合は、仰臥位にて、診者の掌を以て臍に優しく押圧を数秒加える。

脈診　舌診　気色診　体表観察　その五

脈は胃の気・*神《しん》の状況を克明に示す。
よって、嘘発見器の役割も果たす。
様々な内容の話の中に聞き紛したいことをさり気なく入れる。
その内容に抵触したおり、嘘をつけば脈はキット硬くなる。
それにしても、よほどのことがない限り生命状況を見事に顕す。
順逆についても正確だ。
よって重症の場合はかなり便利な診法といえる。

*神（しん）・・・生命力、活き活きとしたバイタリティーのこと。

脈診　舌診　気色診　体表観察　その六

胃の気の脈象に有力無力による脈がある。

詳しくは拙著『胃の気の脈診―図解鍼灸脈診法』二六ページによる。

が、別法として、寸、関、尺とも強く押圧し脈を潰そうとする、脈法もある。

真に胃の気ありのものは依然として、何処かに脈をうっている。

全身ガンだらけと言われていても、この脈が打っている限りは今すぐ絶命することはない。

正気が弱ればほぼ数脈となるが、これに上手く鍼が出来、数脈が取れてくれれば、一時的にしろ胃の気は回復していることを示す。

脈診　舌診　気色診　体表観察　その七

脈状は変化に富む。
だからその都度の心身の状況をリアルに映しだす。
故に、その変化が何により生じたのかをよくよく把握する必要がある。
例えばくしゃみ一つでもかなり顕著に現れる。
心身のそれなりの緊張、弛緩がよく反映する。
身体の何処かに痛みがあれば脈は大方は硬くなり弦、緊の脈となる。
最も余りにも激しければ逆に脈はゆるんで緩・弱或いは伏となる。
虚寒性の下痢などは多くは脈はゆるみ緩・弱、更に酷ければ微となる。

脈診　舌診　気色診　体表観察　その八

脈診と舌診と気色診そして体表観察が繋がらず矛盾することがある。

我が日本の伝統（日本漢方）では証を取りて脈を捨て・・・とか。

腹を取りて脈を捨てる・・・とか。

これらの流れの矛盾を相対的に重点を導き出し診たてる、というものだ。

それぞれの診法の特徴とか病の個性に応じた現象ととらえることができる。

『素問』には「情報の多くを相互に参照しながら取捨選択せよ」との言がある。

我が「北辰会」は従来より、多面的観察により、現象から本質へのアプローチへの道筋を説いている。

脈診　舌診　気色診　体表観察　その九

脈診と舌診

ある種のショックを起こすと脈が取れないことがある。

このおり、未だ意識が残っていれば、舌を出させる。

舌に明るい赤を見いだせば、順証であり絶命はほぼ避けられる。

心臓の発作、或いは何らかの引き金で生じるショック、またアナフィラキシーショックでも同じだ。

あるいはまた、急性腹症などで脈診ができない場合、或いはまた何らかの理由で脈が取れぬ場合、舌診は優れた味方だ。

加えて気色が深く病んでいなければ、もちろん順証である。

脈診　舌診　気色診　体表観察　その十

脈診と舌診

或る人。重症の膵臓ガン患者さんについてアドバイスを請う。

そこで、色々情報を聞き出し解答を与え、処置を指示する。

二十分間置鍼。

その間、一生懸命脈を伺う。

すると、脈が良くなったり悪くなったりするという。

つまり、硬くなったり緩んだりして最後には脈が緩み、しかも脈が弱らず力があったという。

そこで答えていう。

「正気と邪気が鍼を刺している間に抗争し、結局正気が邪気に勝ち病気は快復に向かったんだよ」と。

脈診　舌診　気色診　体表観察　その十一

脈診と舌診
多面的観察にはほぼ一連の筋が見える。

よって、＊弁証論治が成り立つ。

だが、一部に矛盾が生じることがある。

生体というものの大いなる立体性を意味する。

だが、気の歪みを単なる分離、バラバラなものとして捉えては患体を癒すことは出来ない。

身体全体としての中心となる方向性を見極めることが大事。

寒か熱か。虚か実か。

その中核となるのはやはり陰陽といえよう。

その場合、シグナルを示すのは脈と舌だ。

＊弁証論治・・・病の本質を「証」というが、患者さんのその場、その時点での「証」を弁別し、治療方針を明らかにして治療に臨むこと。

脈診　舌診　気色診　体表観察　その十二

脈診と舌診

矛盾の単純な例。

舌がやや色の褪せた赤。いわゆる紅舌だ。

脈をみると明らかに滑大の洪脈。

よく見ると、舌上は潤って白苔、中央から舌根にかけて緩やかに厚い。

内熱は間違いない。

ならば潤いと白苔は何を示すのか。

熱のために水分摂取が多いのである。

チョッとした矛盾があると戸惑うのは初心者によくみられることだ。

脈診　舌診　気色診　体表観察　その十三

ごく当たり前のことだが、舌背が厚い苔に覆われていれば舌腹（舌裏）の色調をみればよい。

舌背の一部が露出しておれば問題ないが。

厳密には、舌背と舌腹の色の意味は異なる。

即ち、舌背は*気分を、舌腹は*営血分の状態を示すからだ。

死亡寸前の長期に渡る消耗疾患の多くは舌背の苔が薄くなる。

または、苔が剥げている。

大方は正気邪気ともに衰亡したものだ。

この時期に至って舌背の苔厚く、しっかりとしたものであれば、邪実正虚を示す末期のものである。

＊気分・営血分・・・病の位置を示す（温病学でも用いる）専門用語。
営血分は深い位置で病が重いことを示す。それよりも浅い位置にあるのが気分である。（最も浅い位置を衛分という。）

脈診　舌診　気色診　体表観察　その十四

脈診と舌診が合わなくなる。

当然、生体のコンプレックスを物語る。

こういった場合、視点を変えてその他の多面的観察所見情報を参考にするが良い。

たとえば、*虚里の動、腹部の体表観察所見。

その場での証、病因病理が判明しないことがある。

急を要さない限り慌てぬことだ。

ジックリと、諸情報を睨み勘案するのだ。

数日かかることもある。それでも良い。

意外なことが分かることがある。

論理の整合性を追及することが大事。

＊虚里の動・・・ちょうど左乳の下辺りを中心とした心尖拍動部位で、拍動が大きく触れる場合、心肺の気が異常をきたしていることを示す。

脈診　舌診　気色診　体表観察　その十五

気色診・体表観察
気色診も軽妙だ。

同時に中々奥が深い。

無論、《黄帝内経　霊枢・五色篇》からの展開だ。具体的部位を明らかにしたのは明代・張景岳の《類経図翼》、清代・汪広庵の《望診遵経》あたりからか。

気色だから、やや暗闇から観察したほうが一般的にはよい。

だが、歴然と色として表現される場合も結構ある。この場合、写真にハッキリと写る。

これが重症のものであれば、更に重くなればこれが消失する。

また一つの表現として、透明感をもって色が抜けることもある。

結構重症で胃の気の減退と診ることも多い。

脈診　舌診　気色診　体表観察　その十六

《黄帝内経　霊枢・九鍼十二原》に

「凡将用針、必先診脈、視氣之劇易、乃可以治也。」とある。

脈診が鍼治療において必須な診断法であることを訴えている。

だが、様々な不安定要素がある。

一、術者の心身の状況に左右され易い

極めて繊細な感覚を要求されるので、診る者の側はよほど心身が安定していなければならぬ。

これは初心者にとっては殊に大事。

だが、長年修行した人達ではこれを克復する。

つまり、多少不調があっても客観性は失われない。

それにしても、常に雑念に苛まれるようでは大変難しい世界かもしれない。

心だけでなく、身体が常に病気がちであるのも不可であり、健康体となるよう治療しておく必要がある。

二、患者さんの状態にも左右されやすい

いつも患者さんが安定した状態とは限らない。
ベッドに臥床した途端に診る時は慎重でなければならぬ。
脈がいつもより〝踊っている〟場合や数脈気味の時は要注意。
しばらくの時間臥床せしめ、脈を取り直す。
また、患者さんに精神的興奮があれば、正しい診たてができない。
或いはまた、外気が寒冷で入室したばかりであれば、脈が硬くなる。
何れも、落ち着いた状況で診なおすべきだ。
イロイロ工夫が必要だ。
殊更に精神的興奮があるものは眼神に注目。

三、外的環境に大いに左右される

日々気温、湿度、気象が異なる故に、病の現象を脈から噛み分けがたい。

殊に今や異常気象が頻繁に起こる毎日である。

例えば、風邪による表証、*表有湿、など噛み分けは容易ではない。

また、高血圧などで弦急、緊などの脈も風や湿に左右されて本来の脈象を示さない場合も多い。

また、自然界の狂いは四季のリズムをくずしこれが脈象に反映し、
春は弦、夏は洪、秋は毛、冬は石と必ずしもならぬこともある。

だが、大局的にみれば四季のリズムは間違いなく生じている。

これについての確かな判断が求められる。


*表有湿・・・外邪に侵襲され、皮毛の浅い位置で邪正抗争できている状態を「表証」というが、外邪にも種類があり、風邪のみとは限らない。湿、熱、燥、寒、さらには、これらが二種、三種と複合して侵襲してくる場合もある。

脈診　舌診　気色診　体表観察　その十七

とはいえ、脈診の臨床における位置は高い。

急性の痛みの疾患。

腰椎ヘルニアによる激痛に対して適切な処置を施したところ、その場で痛みは不変であった。

だが、脈診において明らかな好転反応が見られ、患者に良くなったと告げた。

まことにその後、脈診が示したとおりその症状は改善したのであった。

また、慢性消耗性疾患で、脈が急変し悪化を呈した場合、やはり予後不良であることは数多く見た事実である。

或いは、急性腹症で、脈診舌診で予後の危険性を感知し、西洋医学に送り、正解であったことなど、枚挙にいとまがない。

体表観察の工夫　一

丁寧にみてゆくが熟練が足りぬと悩むものである。熟練したものには何でもないが。

そこで、筆者の未熟だった時には、いろいろ工夫したし、今でも初心者に分かりやすいよう
工夫をしている。

いくつかあげてみる。

背候診における診察診断は大切。

だが、初心者には難しいことが多い。

一定の背候診の姿勢を取らせる。

そこで書道用の半紙を水に浸し貼り付ける。

しばらくすると、背部兪穴のあたりに速やかに乾燥するところが現れる。

これが熱を持ったツボで多くは実だ。

体表観察の工夫　二

足の照海の左右差が判明し難いもの。
湯船に数分浸かり、局部をタオルでしっかり拭き取る。
再度、照海をみる。
虚の側が明らかに発汗。
これで左右差がよく分かる。

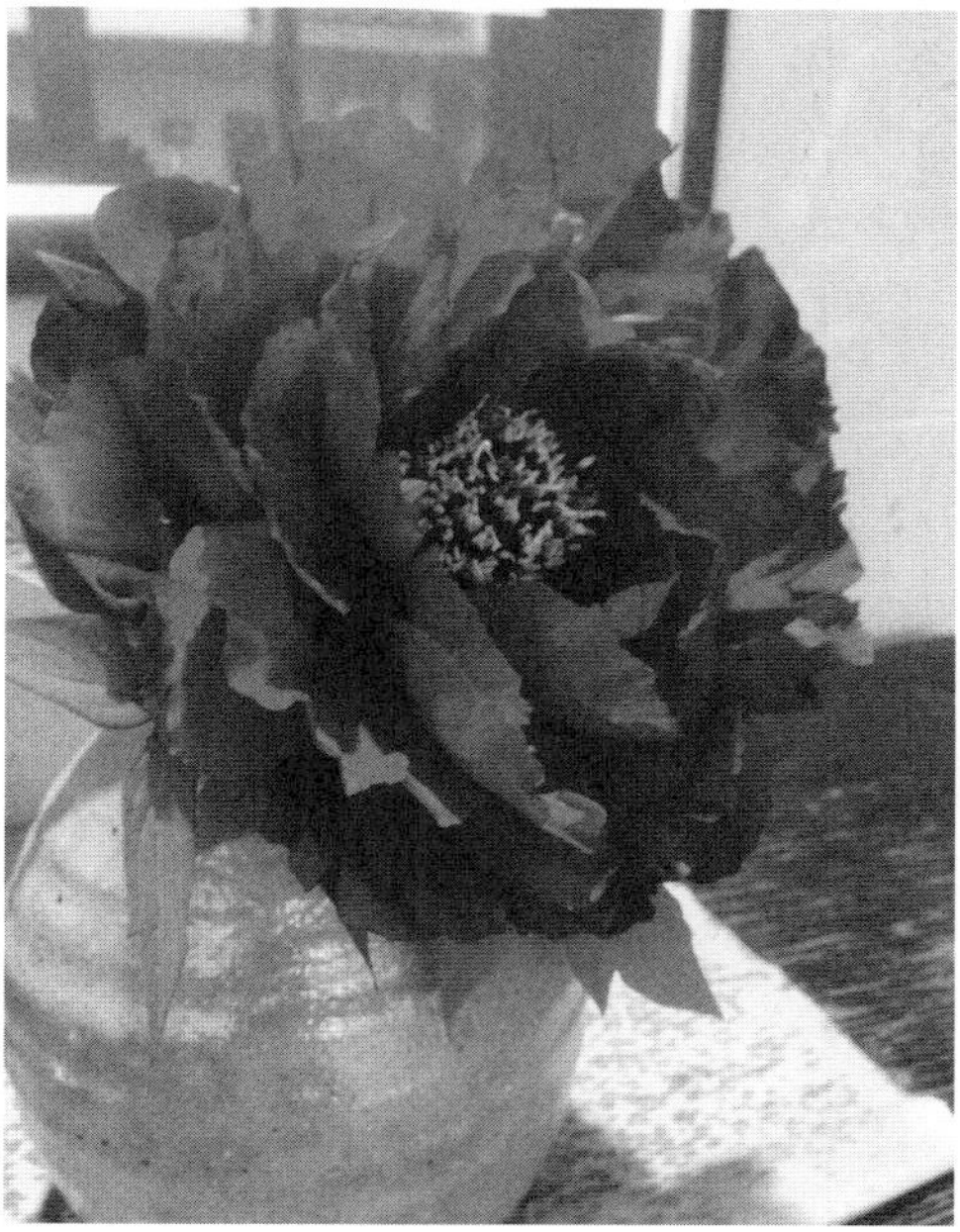

体表観察の工夫　三

今思い返せば、背候診で随分とそのアプローチは上手くなった。

だが、その後の打鍼の開発に伴い自ずと手指の使い方が上達した。

初心者が体表観察について問うと、直ちに打鍼を研究するよう告げる。

打鍼を上手に効かすためには、その前提である体表観察ができなくてはならないからだ。

しかも、背候診と大きく異なるのは腹部の体表はかなりデリケートな反応を示す。

僅かな接触によってもかなり大きな変化をみせる。

腹部のそれは非常に興味深い反応がある。

肌に触れる　その一

鍉を直接肌に触れるか否かは重大な問題。

衛気を中心とする我が流派は、刺鍉するとしても一般のものに比べかなり浅いものと言えるだろう。

しかし、肌に直接触れる、或いは刺入することと、これから距離をおき「翳す」とはどのような違いがあるのか。

浅く刺すといえども、肌に触れるということでは同じだ。

気の交流としてはダイレクトなものだが、触れないことによる気の自在性、束縛されない動きが保証される。事実、刺入した場合、その場に限局する反応を起こす。

それも、それを介しての経絡上の変化を否定するものではないが。

そうではなく、気の奔放な動きを制限されるのが肌に触れることなのだ。

「翳す」ということは気の奔放な動きを自在につかうことなのだ。

肌に触れる　その二

局部に集中させその穴を強力に動かすのは「翳す」こととどう違うのか。

肌に直接触れる、或いは刺入することは気の奔放な動きを一定制限することにはなるが、その鮮烈な動きを局部に集中させその穴を強力に動かすと言えようか。

よって、限局することによる置鍼などは、その効果を持続させんがためのものだ。

言い換えれば、気の奔放な動きに任せ他力的に処理するのが「翳す」ことであり、その鮮烈な動きを局部に集中させその穴を強力に動かすのは、かなり目的意識的に気をうごかすことである。

つまり、術者の意識による自力的なものこそは、肌に触れる鍼と言える。

肌に触れる　その三

鍼を肌に触れるか否か。
基本的には、正気虚、邪気実の虚実錯雑の酷いものには翳す鍼を選ぶ。
修行未熟の者のレベルではない。
一定の術に達した者にいう言だ。
誤解を招くようだが、道に相応に行き着いた者へのメッセージ。
よって、初心者、未熟者には関与しない。
だが、この道についての極度の世界については語っておかねばなるまい。
鍼の本質に関わるからだ。
鵜の真似をする烏の諸君に大変なことが起こっても責はとらない。

肌に触れる　その四

鍼による気の奔放な力に頼る場合はよほど心がけ、魂が澄んでいなくてはならない。
心持ちの大事の所以である。
雑念を持ち、あるいは不心得な気持ちで行えば、気の奔放さにあてられるであろう。
それによって生じる障害については一切責任をもたない。
この深い世界に到達したければ、真実この道を末長く求めるべきだ。
これに関してはじつに誠をもってするしかない。
焦らず弛まず道を求めることだ。
君が誠実であることを祈る。

進化する体表観察

体表観察の上達にはきりがない。
いま思い返せば、圧痛点の発見から始まった。
やがてこれがツボの反応の特殊状況だということが分かった。
つまり、その多くが病いの初期を示すものであることが判明。
慢性化するとむしろ消失する。
また、硬結も表面からは消え、より深い部分に反応を示す。
初心者には分りヅライ。
この場合、表面は弛緩し発汗をみることが多い。
表在における熱感、冷感。
或いは深在における熱感、冷感。
体表から数センチから十数センチに手をかざす。
労宮に圧迫感、空虚感、或いは何かが吸い込まれる感じ。

また、反駁感。

様々な触覚。モノによっては言葉で言い表せないものもある。

拙著『体表観察学―日本鍼灸の叡智』を熟読されたい。

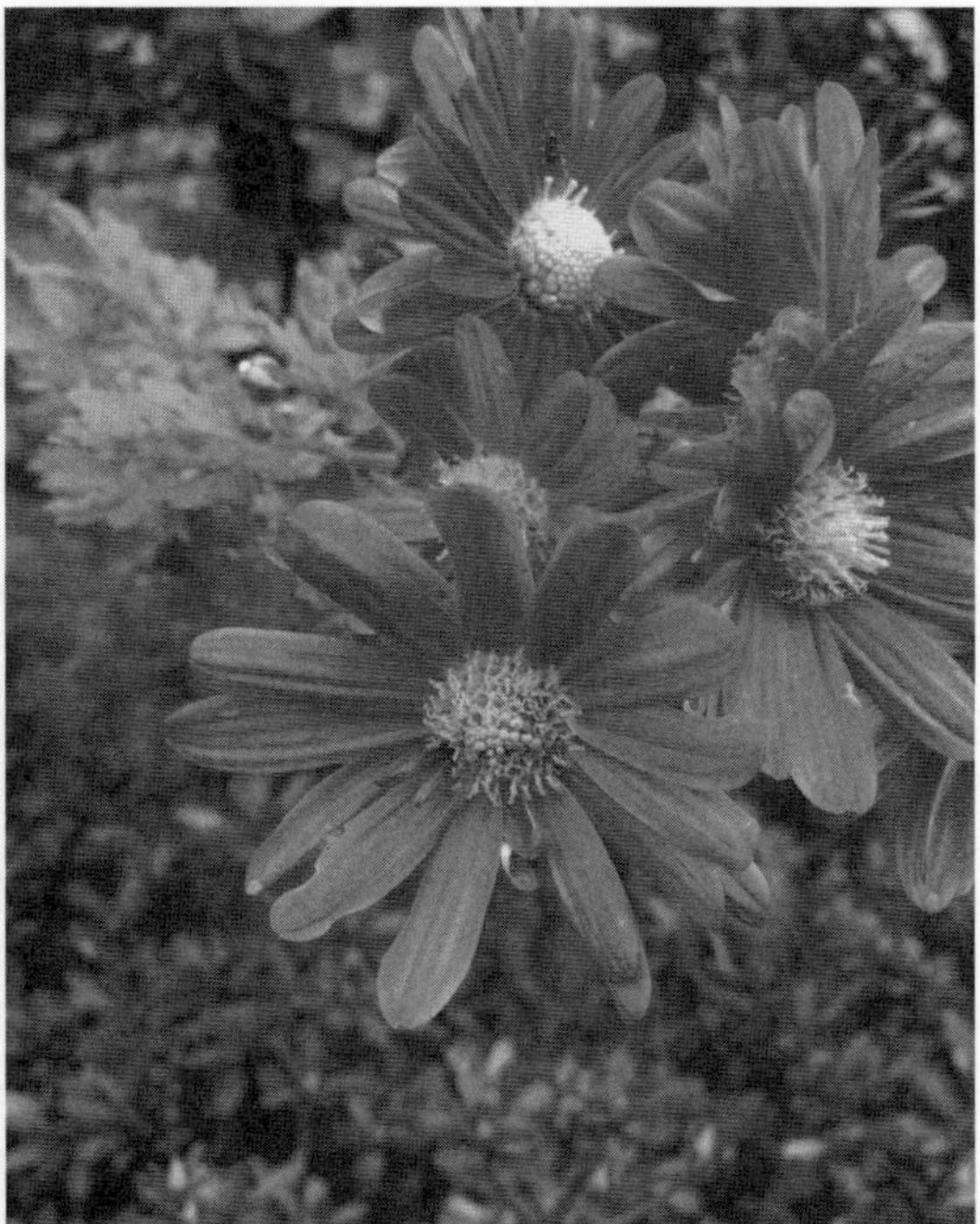

脈の真実　その一

最近、腰部椎間板ヘルニアで座骨神経痛の酷い患者がやってきた。
初診時、痛みで動作困難、苦悶する。
適応する穴に一鍼。
患者は一向に癒えぬと訴える。
筆者は脈を取りよく診、問題なしと判じる。
翌日、昨夜は一睡も出来ず痛んだと。
整形外科にて、直ちに手術を、と迫られ相談。
当方　脈の状態などから、間もなく痛みが和らぐはずと判断しそれを告げる。
その後、痛み激減し来院。ほぼ鎮痛し明るく治療に来る。
オペの必要はなかった。

脈の真実　その二

過日、ドイツからきた日本人。
股関節の異常を訴え痛みを取ってくれという。
数回の処置にて大いに改善。
暫く来院できないと帰路に立つ。
ところが、間も無く来院。すごく効果があったのでまた来たという。
その折、昨夜、夫君の脈拍が大いに乱れたという。
脈、弦急にて押し切れ。
だが、舌は明るい赤。
随分疲労していたかと問う。
その通りという。
確かに良いとは言えないが、今直ぐ悪くならない、と答える。
妻、いたくこれに喜び出来るだけ早く初診を受けるという。

脈の真実　その三

気の動き。
末期肝臓ガン。
中脘に打鍼用の銀鍼を五センチぐらい離し翳す。
脈を旧来の弟子に診させ、どうだ？　と尋ねる。
深く頷き、顔色を変えず。
小生、徐に脈を取る。
かなり脈は硬くなっている。
ベッドを離れ、弟子に聞く。
先生かなり硬くなりました、という。
そうだね、間も無くだね、と答える。

脈の真実　その四

七十歳すぎの方。この患者さんは時折診ていた。
が、ある日、起座呼吸して苦しそうにしていた。
診るに力ない数脈を呈していた。
起座のままみぞおちの辺りに手を触れる。
ツカエがある。
打鍼用の銀鍼を取り出し、これを承満に微かに当てるのみ。
手当を終え、十分ほどして様子をみた。
すると、仰向けで気持ち良さそうに眠っていた。
家人に二・三日気をつけて様子を見るように告げた。
一週間後に永眠した。

脈の真実　その五

若い男性。
自律神経失調症。
いつも喉がつまり息苦しい、という。
仰臥位でみると確かに呼吸促迫。
脈をとると一息三至半。
通常の脈。
問題なし。

脈の真実　その六

腎不全。七十歳。

間も無く人工透析の予定だという。

クレアチニン数値は危険領域。

舌を診ると、確かに少し暗い。

脈は滑大。一息三至半。

こういう重篤な疾患で脈が速くないということは、まず緊急に事が起きないことを示す。

急性の病　一

診療中に様々な事態が生じる。

重症疾患であれば、日々、病いの動きに注意することは当然だ。その病、その人の心身の歪の原因、病理をしっかり把握し、病態の方向性の*順逆に意を集中しておれば、急に悪化することは先ずない。

ところが、予期せぬことが突発することがないとは言えない。

例えば、狭心症、心筋梗塞などの発作などである。

日頃の腕が問われる。先ず、気色、舌に注意を払う。

気色がかなり悪いとする。その場合、舌をよくよく凝視する。

舌背、舌腹の色が綺麗であれば、まずよほどのことがない限り順証と診て良い。

*順逆・・・病の状態や進行の仕方や予後、あるいは鍼への反応が非常に悪い場合、「逆」と言い、助けるのが非常に難しい。一方、「順」の状態は、鍼にもよく反応し、良い変化を示し、予後が良いものをいう。

急性の病　二

順証と分かれば、次に寒熱、虚実をみる。

虚実において実ならばと判断できればいよいよ安心して良い。

これは脈診の力の有無、舌の＊胖嫩《はんどん》と老《ろう》でほぼ決まる。

また、寒熱の診たては舌診その他によって判断する。

次には臓腑弁証だ。督脈上の圧痛と随伴症状でわかる。

後は病邪弁証である。気血、湿、痰、熱、寒、風、燥、などの判別ができればよい。

これらの邪気を祓う穴については拙著『臓腑経絡学』『経穴解説 増補改訂新装版』を見ていただきたい。

＊胖嫩《はんどん》と老《ろう》・・・舌に力がなく膨張した感じになるのが胖嫩《はんどん》舌で、虚証を示す。一方、舌が引き締まって堅くなるのが老舌で、実証を示す。拙著『針灸舌診アトラス』を御覧ください。

急性の病　三

ところが、気色が酷く悪い。五臓六腑に発色が良くなく、艶《つや》が無い。

加えて、舌診所見も悪い、更に脈診所見も酷く、場合によっては脈が触れなくなる、という
逆証であれば躊躇なく他の医療手段に任す。

できるだけ早く救急車を呼ぶべきだ。

殊に経験の浅いものは、謙虚に適宜他の医療に委ねることだ。

時期を逸してはならぬ。

事は人命に関わる。

急性の病　四

慢性病を扱っていて、ある日突然急性の症状を訴えることがある。
例えば腹痛など。
このような時、脈、舌はとうぜん意識する。
そこに、気色の観察が大きな意味を持つことがある。
通常には現れない、人中を中心に青白く抜ける。
腎臓の反応と診て治療を工夫する。
古代鍼にて対処する。
脈、舌の所見と共に、異常を示す気色が好転する。
もう大丈夫だ。
急に生じた病変では気色が大きな判断基準を与えてくれることがある。

急性の病　五

これは何時、如何なるところで生じるかは計り難い。

よって、日頃これが起こっても万全の備えをする必要がある。

常に先人の教え、中国・日本の古典をよく読み研究しておくのだ。

バーチャルに事を設定し訓練もしなければならない。

鍼、灸の実践に支障のないよう鍼の種類も様々に用意しておく。

太いの、細いの、長いの、短いのを。

お灸も温灸など火付きが悪いようでは即戦力には乏しい。

常に点検しておく。

ことに大切なのは、どんな場合も冷静沈着に行動できるよう常日頃から心身を鍛錬しておくことだ。

病理の本質を探る

外邪でもない内傷の頭痛。

或る人問う。

頭痛がしたので手の少沢から刺絡すると苦痛が癒えました。

ところが、暫くしてまた頭痛がしたので同じ様に刺絡したところ一向に治りません、と。

そこで、脈、如何と聞く。

両寸位が硬くて旺気と答える。

それでは、照海に補法の処置をするよう申し伝える。間もなく全快したと報告を受く。

また、或人問う。何故と。最初の病は単なる気の上昇、上実によるものなり。

二度目は下焦、腎虚のため相対的に上実となって症状を呈した。

同じ頭痛でも、最初のものは、単なる上実であり、二度目のものは下が虚し、相対的に上が実したもの。

大元は、下にあったのだ。

常と変

常と変――一般論と特殊論。
詳しくは拙著『東洋医学の宇宙―太極陰陽論で知る人体と世界』を読まれたし。
本来あるべき現象が出ない。これは不気味だ。
腹診で相当重症なのに胃土（中脘、梁門などの広範なエリア部分）に邪気がみえない。
背候診で、重い重い病なのにツボの反応が出ない。
気色診でいままで明らかに反応が見られたのに急に失せた。
正しく「変」である。
気の反応が沈んだのである。
大方は逆証であるからよほど慎重に扱わねばならぬ。

逆証　その一

開業して十年も経たないのに結構重症を診るチャンスが与えられた。
子宮ガンを診てくれないか、というもの。
五十歳前後の女性。
脈やや速い。しかも、堅い。
身体をくまなく撫でまわした。
心下、両脾、胃土、すべてカチカチ。硬く柔軟性がない。
毫鍼を中脘に軽くあてる。
脈はますます堅くなる。
逆証と判じ、治療を断る。間も無く他界。

逆証　その二

開業して十年ぐらいか。
腎臓、肝臓の重症に加えて、糖尿病のあった七十歳代の婦人。
さらに加えて、心臓の重い疾患、心房細動。
通院、打鍼にて徐々に諸症状改善傾向。
ある日、突如病状急変。
直ちに往診依頼。不気味な予感。
医師も同行することを示す。
ところが、医師は来ておらず。
意識は鮮明。但し、胸内苦悶。
脈しどろ。舌、不鮮明な赤。
直ちに、右内関に豪鍼を打とうと鍼をツボに近づけた瞬間。
寒い寒いと言い、脈コトキレタ。

逆証　その三

両側原発性肺ガン七三歳の男性
消痩にして意気消沈。
フラフラで一人で歩行困難。抱きかかえられて来院。
遠方より来る。
右脳にも小さい転移あり。
舌背、舌腹ともに暗紅からやや紫、湿潤。一応前に出せる。
脈、一息四至から四至半。弦急。
背部兪穴、左右の凸凹なし。
腹部、ビニール風呂敷に触れる感触。
何回かの治療。
脈の弦急、わずかに緩むことあり。
ただし、数脈は改善せず。

逆証　その四

胃ガンの患者さん六十歳。
友人のすすめで来院。
やや憔悴。
腹部にデリケートな鍼。
徐々に回復。
ところが、ある時から効果が全く出なくなった。
様々に工夫する。
脈の変化が全然見られなくなった。
やがて腹痛が生じ、改善しない。間も無く入院を余儀無くされ、他界。

逆証　その五

ガンを中心に、沢山の慢性消耗性疾患をみてきている。

お蔭で、予後診断がかなり確かなものとなってきた。

殊に中期から末期に至る病の変化は西洋医学が気付かないうちに判じることができるようになってきた。

脈打ちの変化、
舌の転変、
気色の移ろい、
患者さんの訴え。

これで充分わかる。

生命の蠢《うごめ》き。

画像やその他の機器を使用せずとも理解できる。

表を以て裏を知る。

生体の妙。
つい先日、肝臓ガンの重症を診ていた。
亡くなる寸前まで自分で長距離を運転し来院していた。
脈、舌、気色の急速な変化を伺った。
曰く、これより家を出てはならぬと。
間も無く、絶命された。
これが東洋医学、鍼灸医学だ。

逆証　その六

小生が十八歳の時。祖母が七十歳。
なだらかな山に行くのが好きで、帰ってから直ぐ入浴。
更に空腹をしきりに覚え、多食。
間も無く、胸内苦悶、胸痛を訴える。
先代、和風がしきりに鍼治療をする。
少衝、中衝に豪鍼の治療をしていた。
初期には胸部前面、中期には側面、末期には全面に渡り痛みを訴える。
このおり、内科のドクターも同席。
ドクター「私を呼ぶまでもなく、先生は何時も治されていたのだが・・・」という。
先代、無言。
胸部前面、側面、後面と全面に渡る痛みは難しい、とため息。
間も無く他界。鮮明に残っている記憶の一つだ。

臨死

家族の臨死には多く出会った。

母、父、何れもその際にだ。

そして難病、重症の娘の際にも。

亡くなる数週間前には淡白舌で、同じ頃、九十歳のお婆さんより色褪せたものであった。

血虚の極み、気虚の極みであった。

脈は力なく大きく速かった。

亡くなる数日前にはよく寝た。

母の死

母の死はこれまた印象に深い。

若い頃から病弱。先代が常に治療し守っていた。

あの弱い身体で、五十歳を過ぎて月経をみた。

長生きで八十歳を超えて永眠した。

晩年の療養中。

毎朝、仏壇の御先祖様に御挨拶申していたが、丁度仏間に母が休んでおり、いつも元気かと声をかけるとニッコリ笑ってくれた。

ある朝、その返事が無いので、台所に居た先代に、「返事がないよ」というと、訝《いぶか》り、「さっきまで話をしていたが・・・」と。

脈コトキレ亡くなっていた。安らかであった。

絶気について　その一

この医学の治療の限界は気が動かなくなった時である。
未だ呼吸し心臓の拍動がシッカリしていても、気が絶えた時が絶命。
西洋医学の生命の評価とは大きく異なる。
慢性消耗性疾患を相手に最後まで付き合うとよくわかる。
いよいよとなると、寒熱や虚実がよく入れ替わり出す。
つまり、寒が熱に、熱が寒に、
また、虚が実に、実が虚に、
コロコロと転化し出す。
このことは何を示すのか。

絶気について　その二

陰陽論の特殊法則・互根が働く時だ。

これは別名「年寄りの法則」と呼んでもいい。

若い時は喧嘩ばかりしていても、それなりに二人は成り立つが、
年を取ると嫌でも、協力し合えねば二人は生きてゆけないのである。

わかりやすく言えば、一般法則からすると平衡・消長の各法則が機能する。

つまり、陰が陽に負けておれば、陰を助けるか、陽を抑えれば良い。

これは、陰陽が相応に普通に機能しているから生じる一般法則だ。

ところが、特殊法則・互根が働くのは正しく特殊な時で、一般法則からはずれている。

何故これが起きるかというと、陰陽が成り立つ太極自体が縮小したためである。

だから、慢性消耗性疾患もしくは急性伝染病では、
寒熱において寒から熱へ、また熱から寒へと容易に転化したり、
虚実において虚から実へ、あるいは実から虚へたやすく転化が生じる場合、太極自体が縮小

してきているのだ。

つまり、生から死へと動き出しているのだ。

漢方の大家、大塚敬節氏は自著で「朝に大承気湯、夕べに四逆湯を使うことがある」と述べており、この間の消息を物語っている。

太極が縮小し、絶気が近づいているのだ。

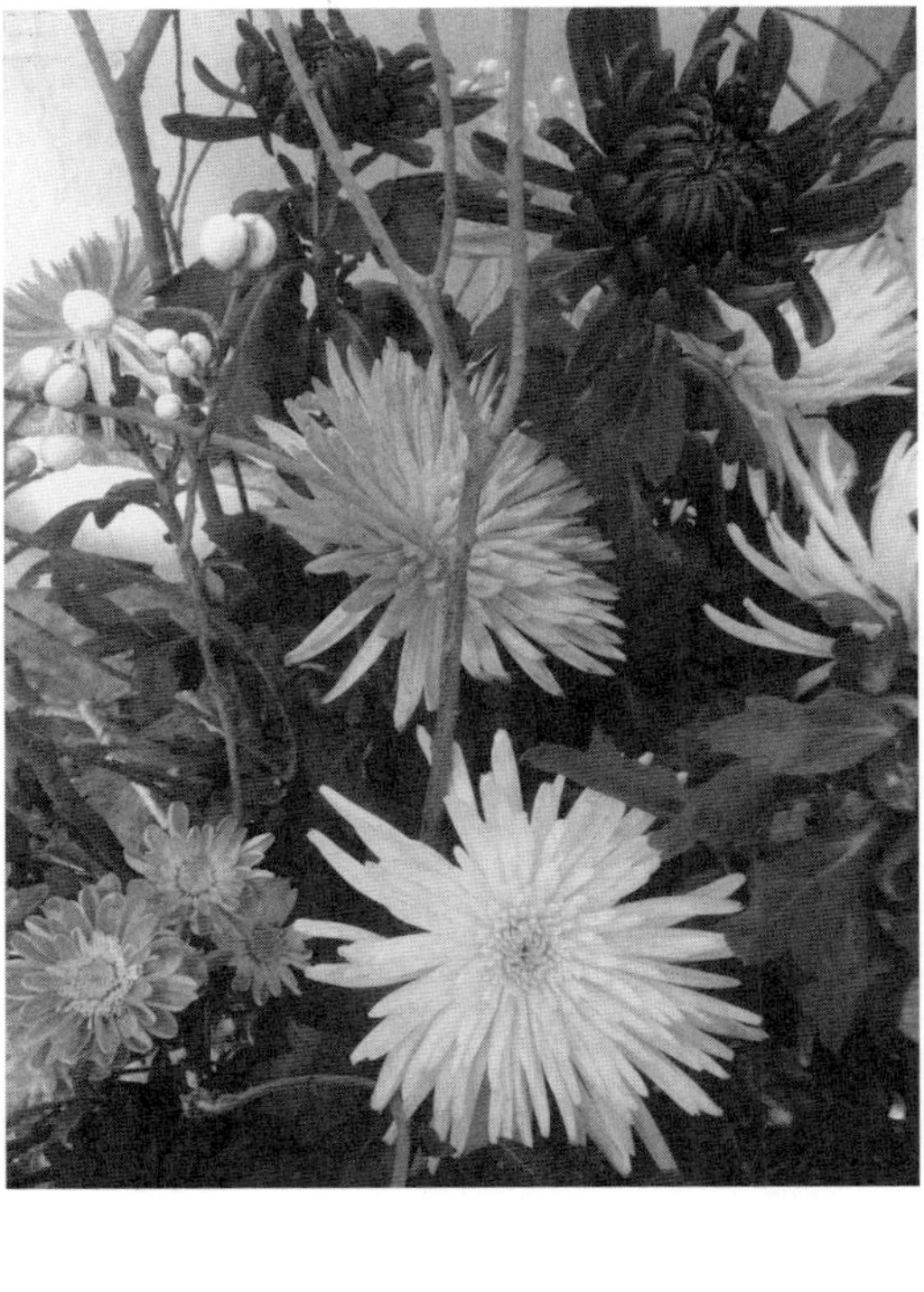

絶気について　その三

八味地黄丸（別名：金匱腎気丸・腎気丸・八味丸・八味腎気丸）という薬剤がある。

『金匱要略』に「血痹虚労病脈証併治第六十五、虚労、腰痛、少腹拘急、小便不利者、八味腎気丸主之。」とある。

慢性疲労性のものや、老人の腰痛、下腹のひきつり、小便不利の者に使用する。

薬を分解すると、熟地黄、山茱萸、山薬、牡丹皮、沢瀉、茯苓（六味丸の構成生薬）＋附子、桂枝（補陽作用）から成り立つ。腎陰、腎陽両補になっている。

よって、「互根の法則」陰を補うに陰だけでなく同時に陽をも補う、また、陽を補うに陽だけでなく陰をも補うという。

八味地黄丸は結果として腎陽を補うのである。

同じ腎陽を補うにしても、真武湯とは全然次元が異なる。

三、鹹の底力

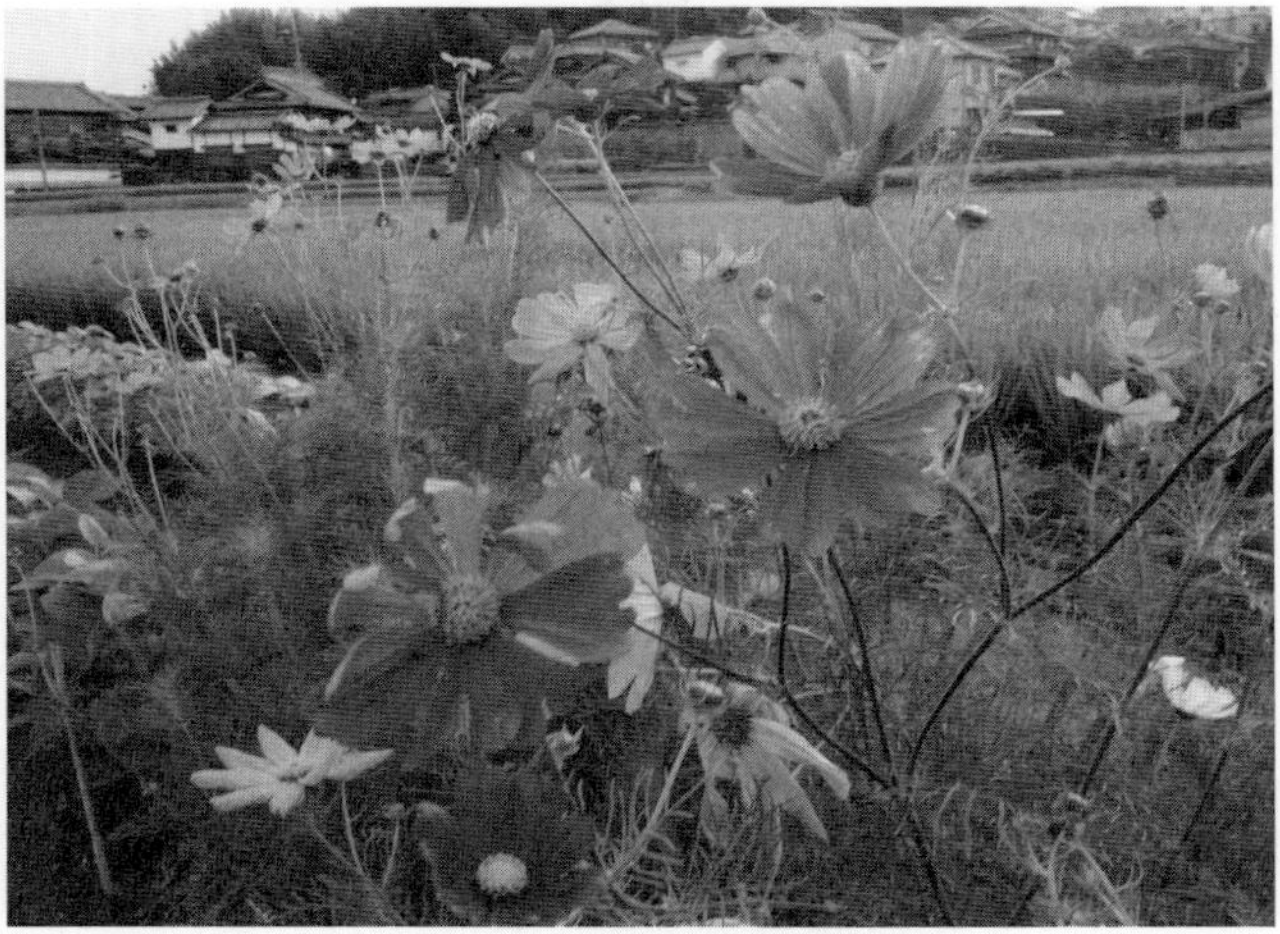

ＡＬＳ

またまた、＊ＡＬＳの患者がきた。
二〇一一年十一月から発症。本年四月二十三日初診。
手足不随。言語不能。病院から余命いくばくかの診断。
舌は大きな陰陽差はない。
脈一息六・七至。しかも結代。
口パクはできるが、声が出ない。
お腹の天枢に金の打鍼を数秒あてる。
数分後、人に分かる言葉が発せられた。
ＡＬＳに対して、鍼はかなり希望が持てる気がした。

＊ＡＬＳ・・・筋萎縮性側索硬化症という原因不明の難病。手指の力が弱くなって筋肉がどんどん痩せてくる。やがては呼吸の筋肉を含めて全身の筋肉がやせて力がはいらなくなり、歩けなくなり、のみこめなくなったり、声を発することができなくなる難病。

ネフローゼ症候群

幼児、*ネフローゼ症候群。
ステロイドを使っても、免疫抑制剤を使用しても治し難い患者さんが来院。
舌は紅舌、ほぼ無苔。脈数。
体表観察、背候診に極めて顕著な反応。
左肝兪、左胆兪に発汗。相対的に右の方は実だ。
左の膀胱兪、胞肓、に明らかな冷えを触知。
重い腎虚と肝鬱、と診た。
おそらく有効な処置がとれるだろう。
経過を追ってみる。
そして、初診から一年半。現在、ほぼ完治に近い。

*ネフローゼ症候群・・・腎臓の疾患で、尿にタンパクがたくさん出てしまうために、血液中のタンパクが減り、その結果、むくみ（浮腫）が起こる疾患。

鍼の即効性

ツクヅク臨床は面白い。

オペ（手術）不能の膵臓ガンから肝臓転移のガン。

脇腹から背中にかけての痛み。

鎮痛剤にてやっと症状緩和するほどのものが、一回の鍼治療にて痛み激減。

また他にも、*舞踏病にて歩行困難のものがこれもタッタ一回の処置にて歩行可能となった。

敢えて治療処置は明らかにしない。

極めて幼稚で未熟な人に真似され、患者さんに迷惑をかけたくないからである。


*舞踏病・・・踊るような動作をする疾患で、手足や顔が不規則かつ小刻みに動く。

膵臓ガン　その一

膵臓ガンから肝臓転移

二〇一二年五月二二日初診。七十一歳女性。

二〇一一年十一月末、膵臓ガンの病名確定。

二〇一二年五月十四日肝臓転移発覚。

左季脇部から左側腹部そして左腰部の疼痛。痛み止めでおさえる。

西洋医学では余命幾ばくもなしとの判断。

脈診、舌診を中心とした診察からは順証とみる。

鍼治療開始。

二〇一二年六月二六日現在、痛み止めなしですこぶる快調。

二〇一二年五月一四日、腫瘍マーカー〈ＣＡ19―9〉が十五万五千七百であったのが、同年六月十八日には五万百三十となる。

二〇一二年六月十八日までにわずか十二回の処置であった。

膵臓ガン　その二

ある医大のドクターから紹介され、秋田県からやって来たガン患者。
膵頭部ガン。
二月二日に地元秋田にて、膵頭十二指腸、門脈切除術を受ける。
以後の化学療法を拒否。
食欲低下。腹水、下肢浮腫。いささか下痢。憔悴。消痩著しい。
脈力低下、脈枯弦。舌診、紅、黄膩、やや乾燥。
気色、五臓ほぼ抜ける。
打鍼用の鍼を用い腹部数点に接触。
二週間滞在し、食欲低下、腹水、下肢浮腫が大いに改善。
下痢更に酷く、小便の回数、量ともに増量。
脈、舌、気色、ともにかなり改善。
腹水の多くはガンの末期に多い。

基本病理は、熱邪を冷やさんとして水が集まるもの。
膝疾患が長期間に渡ると、熱邪に対しこれを冷やさんとして水分が集まる。
病理はほぼ同じだ。

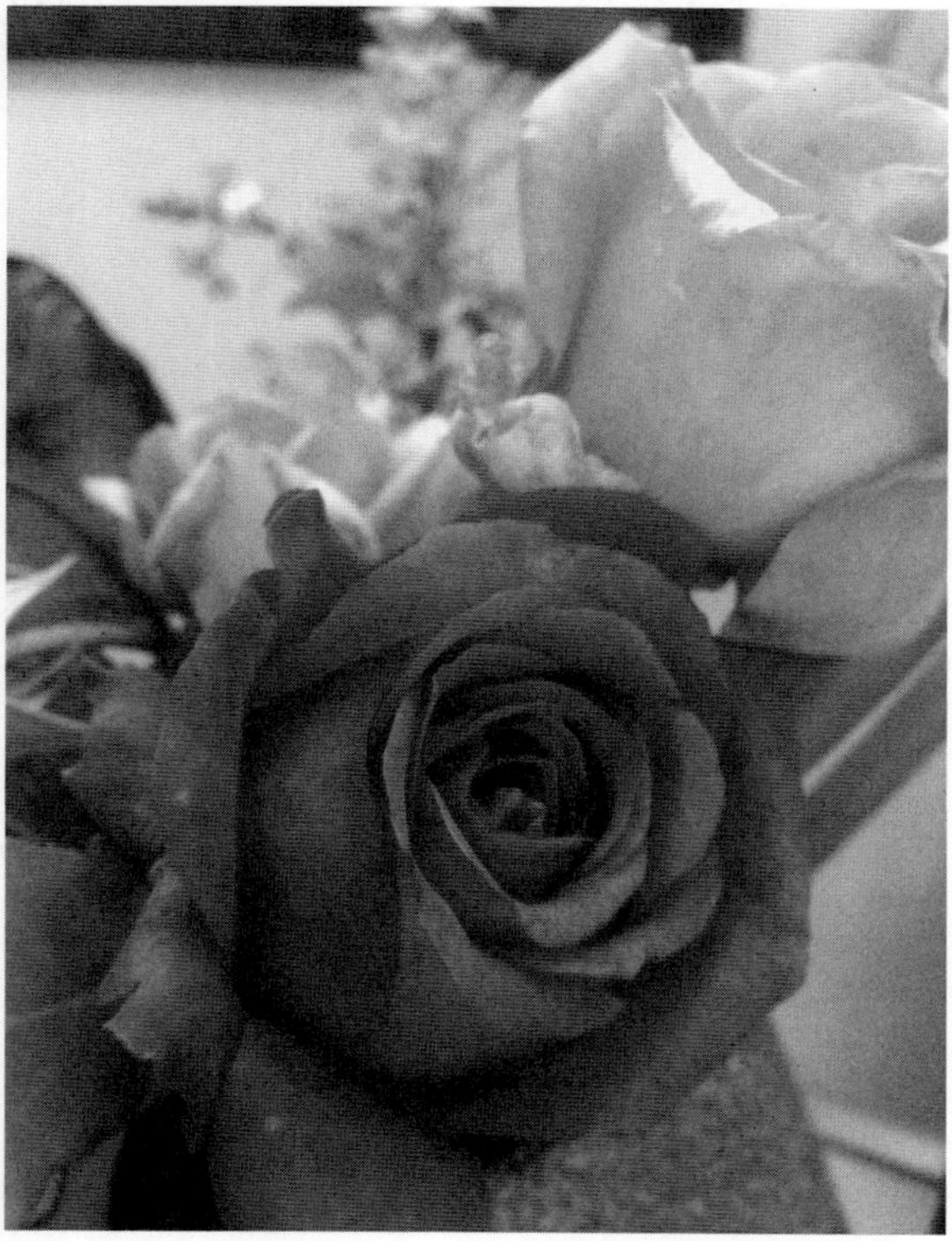

極度の疲労とアトピー性皮膚炎

ダイエットをやり過ぎ極度に痩せ、仕事そして普段の生活が出来難くなった。

正気の大いに衰亡したものと診た。

根気良くこれを補う。

段々と元気を取り戻す。

ところが、同時にもともとアトピー性皮膚炎を患っており、これも一緒に治してくれという。

明らかにこのものは、熱より内風を生じ病をなしている。

そこで、これを治すべく、手の十井穴より刺絡を数回試みる。

すると、確かにアトピー性皮膚炎は好転した。

だが、また身体の倦怠感を訴えシンドイという。

脈力の低下が診られる。

そこで、以前の処置に戻し、専ら正気を補うこととする。

やがて、元気を取り戻し、仕事も普段の生活も普通にできるようになった。

ところが、両方の耳朶からドス黒い血膿を排出するようになった。
そこでは元気を損なうことなく仕事も普段の生活もふつうにできるようになっていた。
この病理現象をどう捉えるか。

一、正気の弱りを癒す治療法は正しかった。

二、正気が十全に快復していないのに、邪気を瀉し、
同時に正気をも損なった。

三、そこで、正気を補う治療にもどす。
暫くすると耳朶から自発的出血。

そのことによって邪気が排出され、同時に正気も損なうことがなかった。
つまり、正気の快復が十全となり、自ずと邪気を排出するに至ったのである。

クローン病　その一

幼児のクローン病をみた。
繰り返し血便があるという。
大きい病院にて本病と確定診断を受けた。現在ステロイドを使用するも血便改善せず。
舌の所見には大きな問題はなし。但し、紅点を認める。
小児科の専門医によれば同じような症例は少ないという。
問診にて、親子代々、神経質の体質らしい。
母親にてもそれは顕著。
背候診にて、左心兪から肝兪にかけて異常な発汗をみる。
明らかに肝の病だ。
背部を中心に肝の治療をする。
まず、母親に病の謂われを説く。
癒えるであろうことも告げる。

クローン病　その二

男性　四十三歳。

二十五、六歳の頃、突然下痢を発症。

半年で六十七キログラムから五十五キログラムに体重減少。

二ヶ月入院。腸管破裂し、腹腔に膿がたまる。

加療にて腹腔の膿を出して一応治癒。

以後、四十歳すぎから下痢を起こすと治りにくくなる。

舌、暗紅薄白、舌根部に白膩厚苔。

脈、力あり滑大、緩不足。

腹部、心下両脾、臍周に邪あり。

背部、肝の反応。

セックス後の疲労感なし。

百会穴への治療が著効。

肝硬変

ある関西の国立大学にて、生体肝移植しか生命を保証できないとされる患者さん。
Ｃ型肝炎からの肝硬変。
インターフェロン治療を拒否してきたという。
顔面黒く煤け、いささか黄色。
脈はそう太くはなく滑大、一息三至半。
舌は不思議なほど明るい。舌上、ほぼ赤、濁苔。
腹部、心下、両脾、詰まっている。
しかし、手を触れると緩む。
背部、全体に異様な熱。口からは時折尿臭。
肝鬱を中心とする病と診たて、毫鍼、手への一鍼。
わずか数回の処置にて好転。
よほど患者さんの誤った養生がなければ助かるとみる。

胃ガン末期

九十歳の老婆。
胃ガンの末期。
嘔吐止まず。
脈力あり滑大。
舌、健康状態に近い。
よって、瀉法、内関に治療。
数回の処置にて症状かなり改善。
良くなったと、当人喜ぶ。
しばらく元気でいたが、更に高齢の夫がかなりの体調不良。
老婆ショックを受け、間も無く他界。

極度の衰弱

九十歳近い老婆。
優しい娘に連れられてやって来る。
大腿骨頚部骨折手術後大いに身体弱る。
脈力弱り、脈拍しどろ。
フラフラでやってくる。
娘さんに「ひょとしたらヤバイ」と告げる。
足の照海に、古代金鍼を触れる。
これを一・二回すると脈は回復し元気になった。
娘に「やっと戻ったよ」と伝える。

意識障害

八十歳男性
よく言語不能になるとやってきた。
脈、まずまずノーマル。
舌、暗紅色褪せ。
背部膀胱経、心兪に左右差酷い。
また、疲れると時々、意識障害。
処置は心兪にお灸、加えて神門に鍼。
これにてしばらく大いに改善していた。
その後、治療途絶えた。
やがて、ひどい意識障害起こり、病院に入院。
その折、物が二重に見えたりする。
ただ、数日で退院。

以後、疲労を覚えるたびに当院にて処置。
本日、奥方が挨拶にこられる。
二日前に苦痛全くなく他界されたという。
病院の主治医が、「こんなに楽に逝かれるとは」と感動されたという。

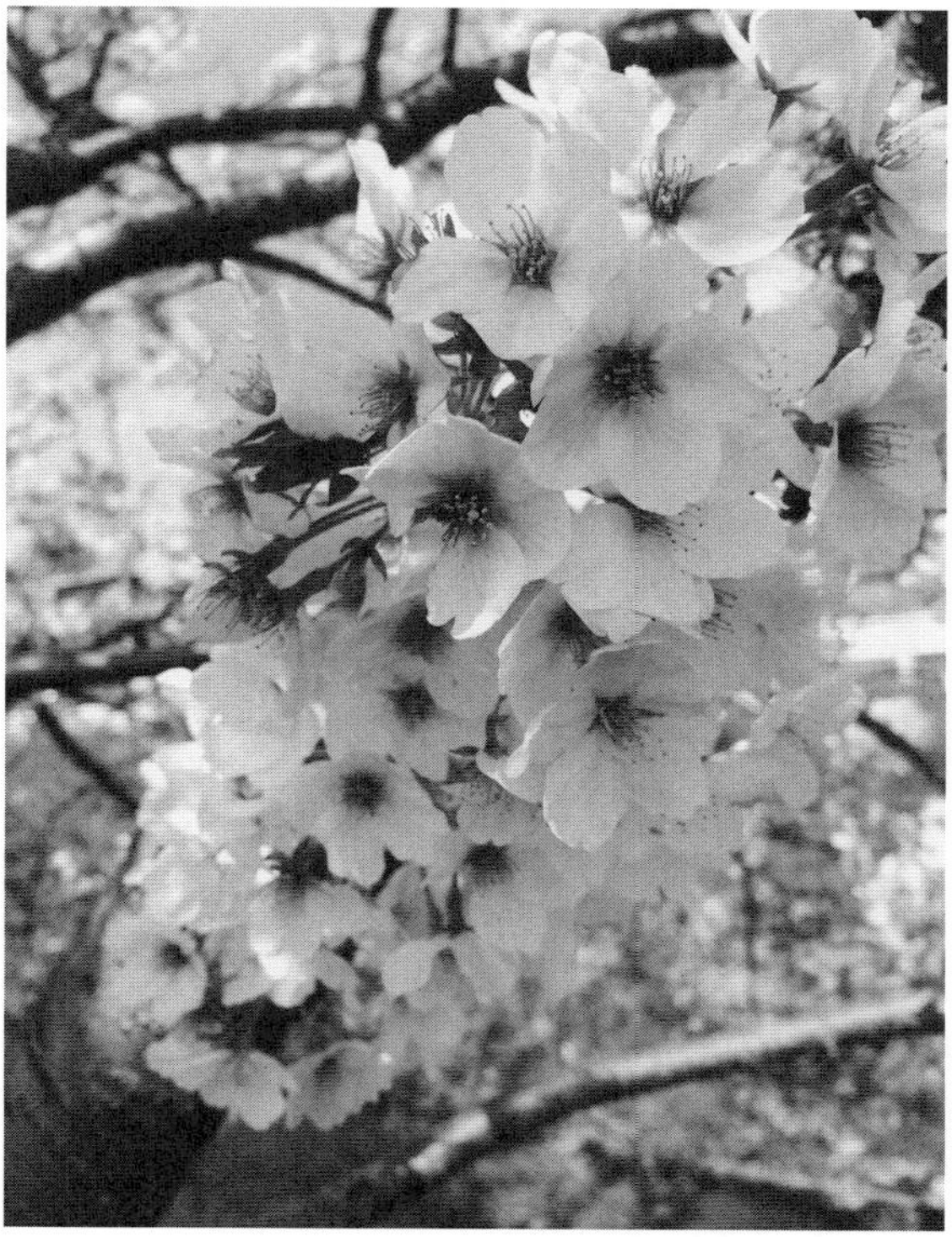

大腸ガン

大腸ガン、転移あり。
女性　五十歳。
抗ガン剤を試みるも適応せず中止する。
オペもせず。
以後、鍼治療のみでほぼ四年経つが何の苦痛もなく衰弱傾向もなし。
他のガン患者さんを紹介してくれる。
脈状、脈力ノーマル。
舌、舌本、舌苔ノーマル。

進行膵ガン

男性　七十歳。

六年前に来院。

化学療法と並行して鍼治療をする。

瀉法中心の治療。

ＣＴにて腫瘍の縮小が認められた。

患者さん、成果を喜び、ＱＯＬも大いに改善。

抗ガン剤治療も併用されているが、抗ガン剤治療単独の成績、即ち生存期間中央値は六ヶ月、一年生存率は二十パーセントに満たないという統計に比べて実に劇的効果。

六年を経た今も元気でおられる。

歩行困難と呂律が回らない

女性　六十八歳
舌苔　白膩、舌先の剥げが酷い。
脈、一息四至半から五至。
気色、心、肝。
手掌、赤く、瘀血。
四月二十五日、二十六日、二十七日、三十日、五月一日、二日。
朝昼夜、一日に三回の治療。
歩行困難と呂律が回らない病症はかなり改善。

打鍼の応用　その一

人工大動脈弁、僧帽弁の置換オペ済み。
横隔膜神経麻痺呼吸不全の患者。
女性　六十八歳。
動悸、息切れを主訴として酸素吸入しながら来院。
痩せこけている。大きく喘いでいる。
入浴、シャワーで十分しかできない。
虚里の動、広範囲。
脈、一息三至半。
心下、両脾、胃土の打鍼にて接触。

打鍼の応用　その二

女性　五十五歳。

腎不全のため透析　一年間の透析によりクレアチニンは基準値まで下り、透析中止。

心臓病の既往　心機能三十パーセントに落ちている。

現在、腎不全と腹部から下肢にかけての浮腫。

舌暗紅色褪せ　無苔。

脈力あり。一息五至。

打鍼で対処。

乳ガン多発性骨転移

女性　四十九歳。
初診　二〇〇六年十月初旬。
乳ガン多発性骨転移。
骨転移による右股関節から大腿部の激痛。（無論、鎮痛剤を使用していたが）
わずか数回の鍼治療にて鎮痛効果著しい。
この治療を継続することにより腫瘍マーカーが正常化。
二〇一三年五月現在生存。

肺ガン

女性　五十五歳。
実父の肺ガン加療中に、当人もＣＴ検査にて小さな肺ガンが発見される。
リンパ節への転移は無し。
以後、鍼治療のみ行い、一年後のＣＴ検査にて肺ガンの消失が認められる。
二〇一三年五月現在すこぶる健康。

悪性リンパ腫

女性　五十六歳。
悪性リンパ腫。
数年前からの発病。
発熱を繰り返す。
発熱すると少腹痛。
化学療法を避け、経過観察を望む。
処置は鍼治療単独。
発熱、疼痛消失。
二年経過をみるが際立った体調変化認めず。

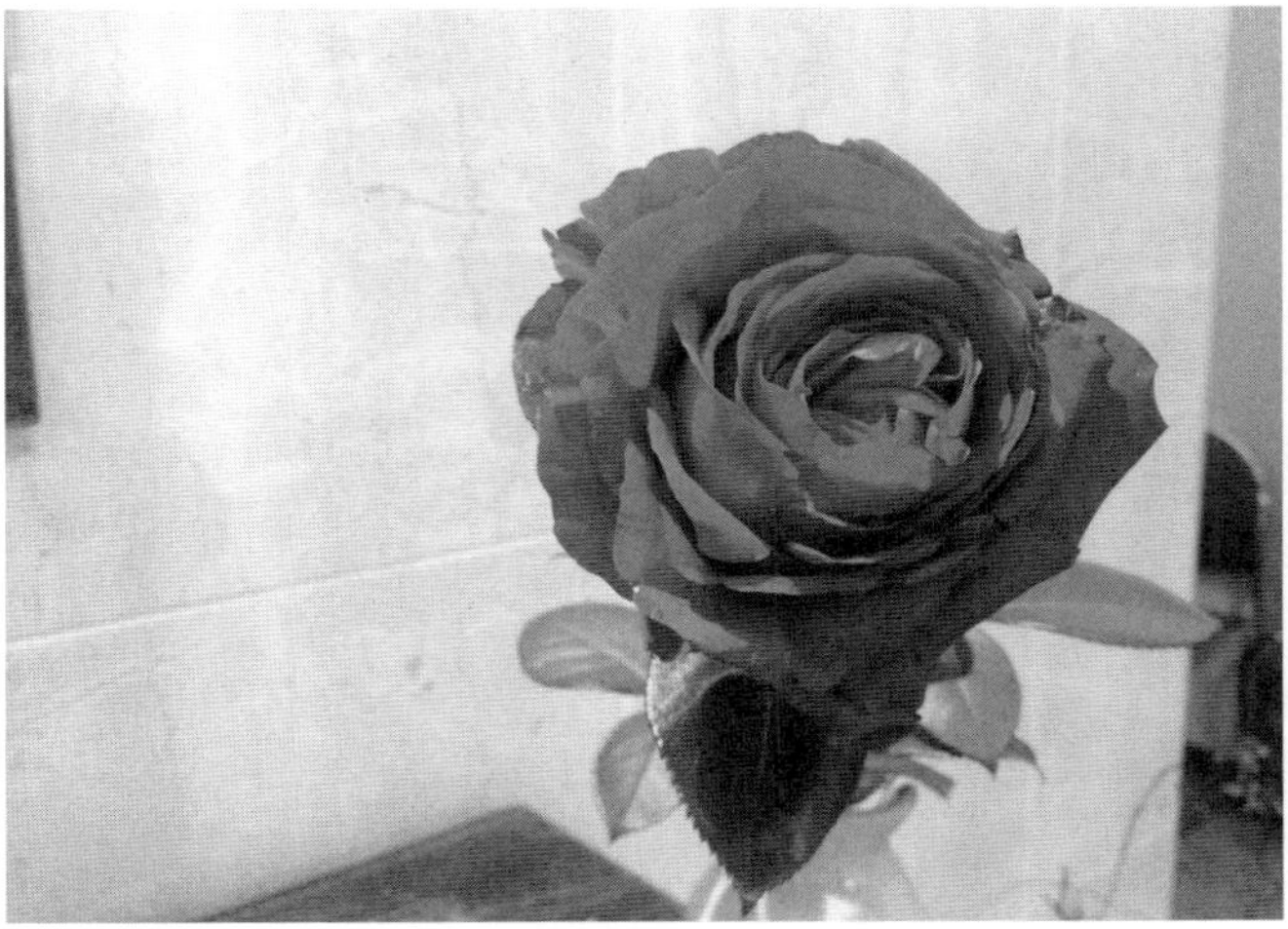

急性心不全後の呼吸苦

七十四歳　男性。
急性心不全にて大学病院に緊急入院。
退院後、漢祥院を受診。
胸苦しさ　息切れ　動悸　起座呼吸。
脈　弦渋　不揃い（遅速あり）。
鍼治療にて脈、症状共に好転。

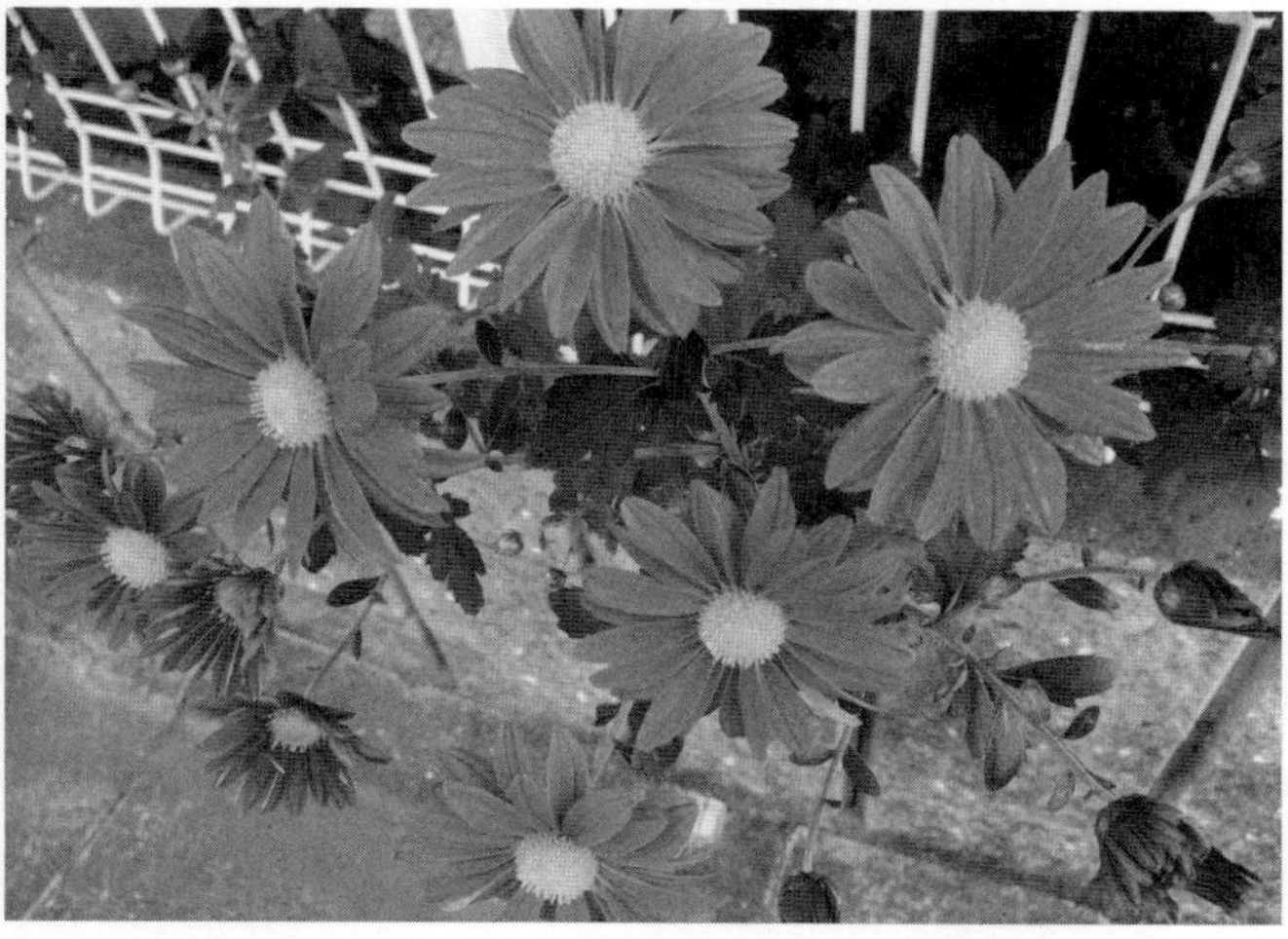

心不全

七十四歳　男性。
体調不良にて某医院にかかる。
その医院にて緊急性を認識され大学病院に緊急入院。
その後、十七日間入院。
以後、自宅療養するも、胸苦しさ、息切れ動悸取れず。
脈、弦渋にて律動まばら。
腎虚と肝鬱と診たてる。
足少陰腎経、照海に金の古代鍼をかざす。
一回の治療にて諸症状大いに緩解。
その後、数回の処置にてほぼ回復。
営は脈中をゆき、衛は脈外をゆくというが、衛は体表から離れたところにも存在する。

気管支喘息

気管支喘息を長く患う五歳の男の子。
何かすると発作を起こす。
肝鬱を中心とする病因。
後渓に古代鍼の銀をかざす。
二十数回にてほぼ全快。
海外旅行にて疲労するも発作なし。
体表外の衛気の処理にて解決。

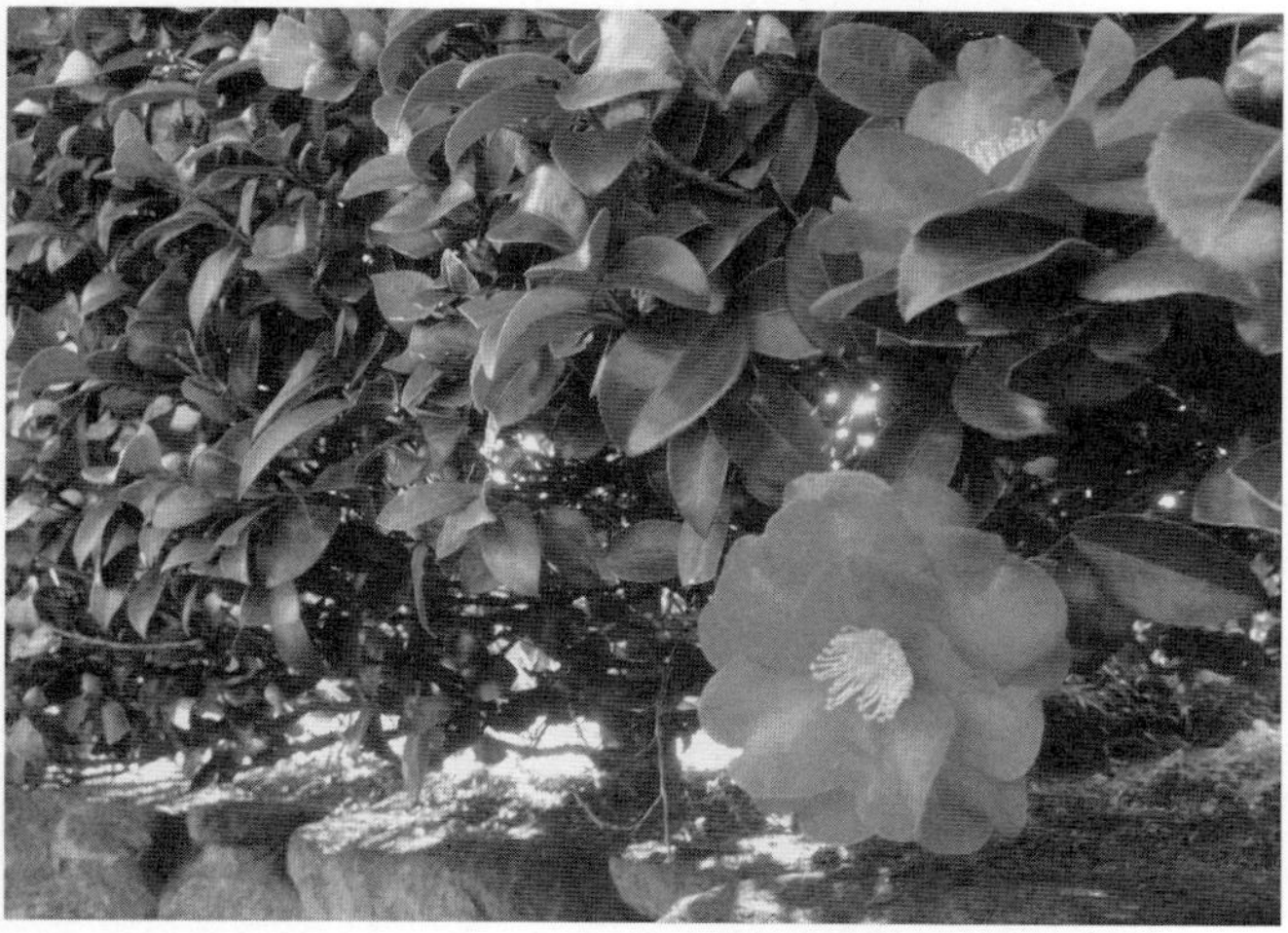

夜間頻尿

夜間の頻尿。
六十九歳　男性。
就寝中、二時間おきの排尿のためよく眠れない。
腎陽虚と診たてる。
足の太陽膀胱経の承山に五番鍼にて置鍼三十分。
これ一回にて回復。

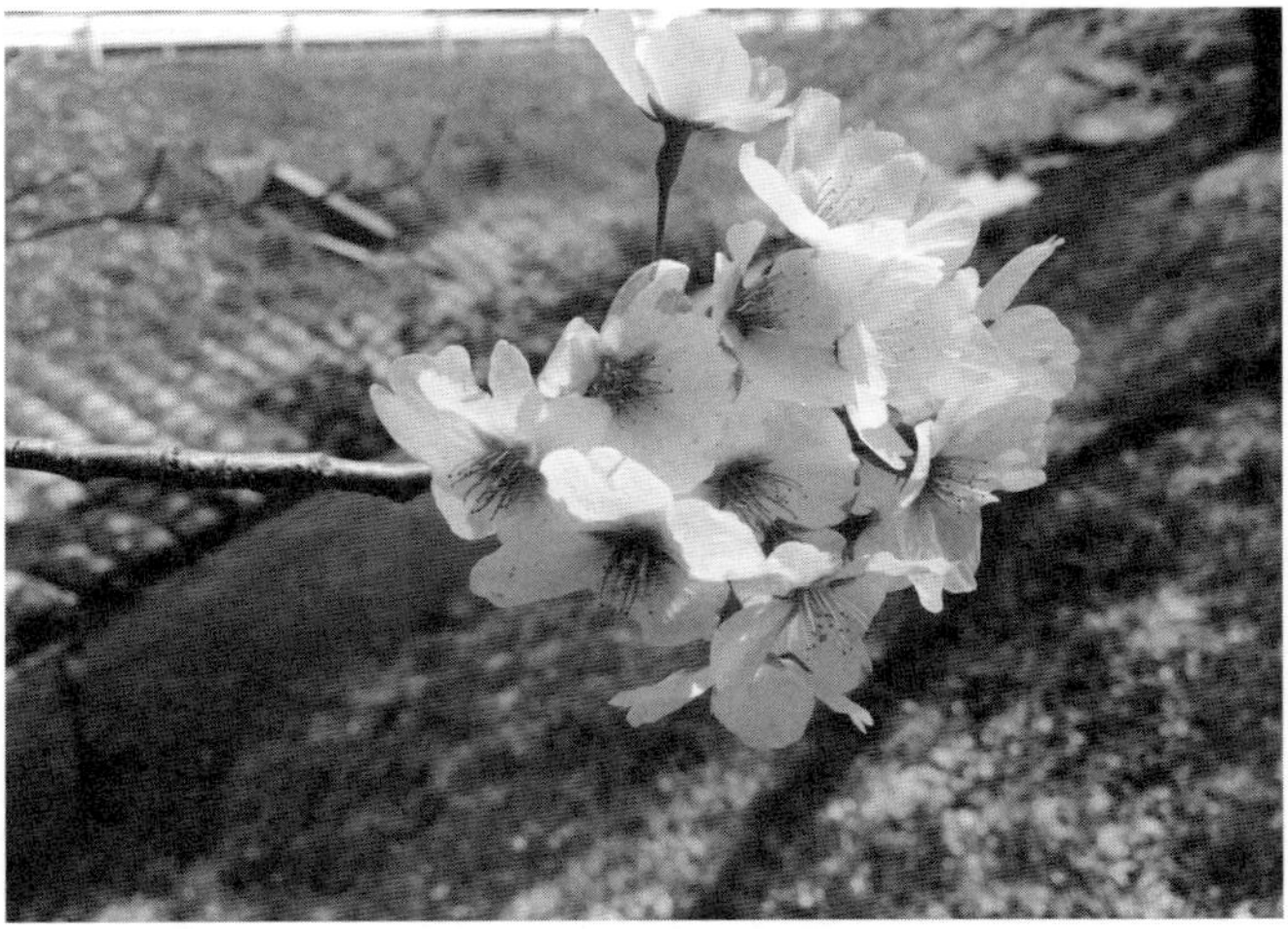

変形性膝関節症

変形性の膝関節症、また半月板損傷で手術を必要とするものを、鍼でいくつか治したことがある。

ある老婆が長年の変形性の膝関節症を患っていた。

当初は変形の上に発赤、腫張、発熱があったが重ねて鍼をするうちに炎症症状が落ち着くばかりか、五年経った今、長年の変形がほぼ正常と見えるくらい癒えた。

当初の頃は頻繁に治療したが、痛みが取れてからは一月に一回の処置であった。

半月板損傷の患者さんも、オペせず治った。

あれから数年過ぎたが、何ら問題なく歩行できている。

形プラスアルファ

頚椎ヘルニア、腰椎ヘルニアなどの疾患を多く診る。
或るものは手のしびれ、或るものは坐骨神経痛。
劇的反応を見たものに、少年の腰椎ヘルニア術後に発症した尿閉と大便失禁。
それによる腎盂腎炎の発症。
遠く四国から来院。
西洋医学では直ちにオペとみたてる。
この医学の判断。
治る見込みあり。
朝晩治療して、二週間で症状ほぼ消失。
高知の知己に紹介する。
このような症例はかなりある。
形の異常だけで予後の判断をすることは、必ずしも正解ではない。

本症例ではオペは中止となった。

また、オペ不可避な腰椎ヘルニアで歩行困難を伴ったひどいものを鍼で治し、ほぼ一年以上なるも問題なしの症例をも持つ。

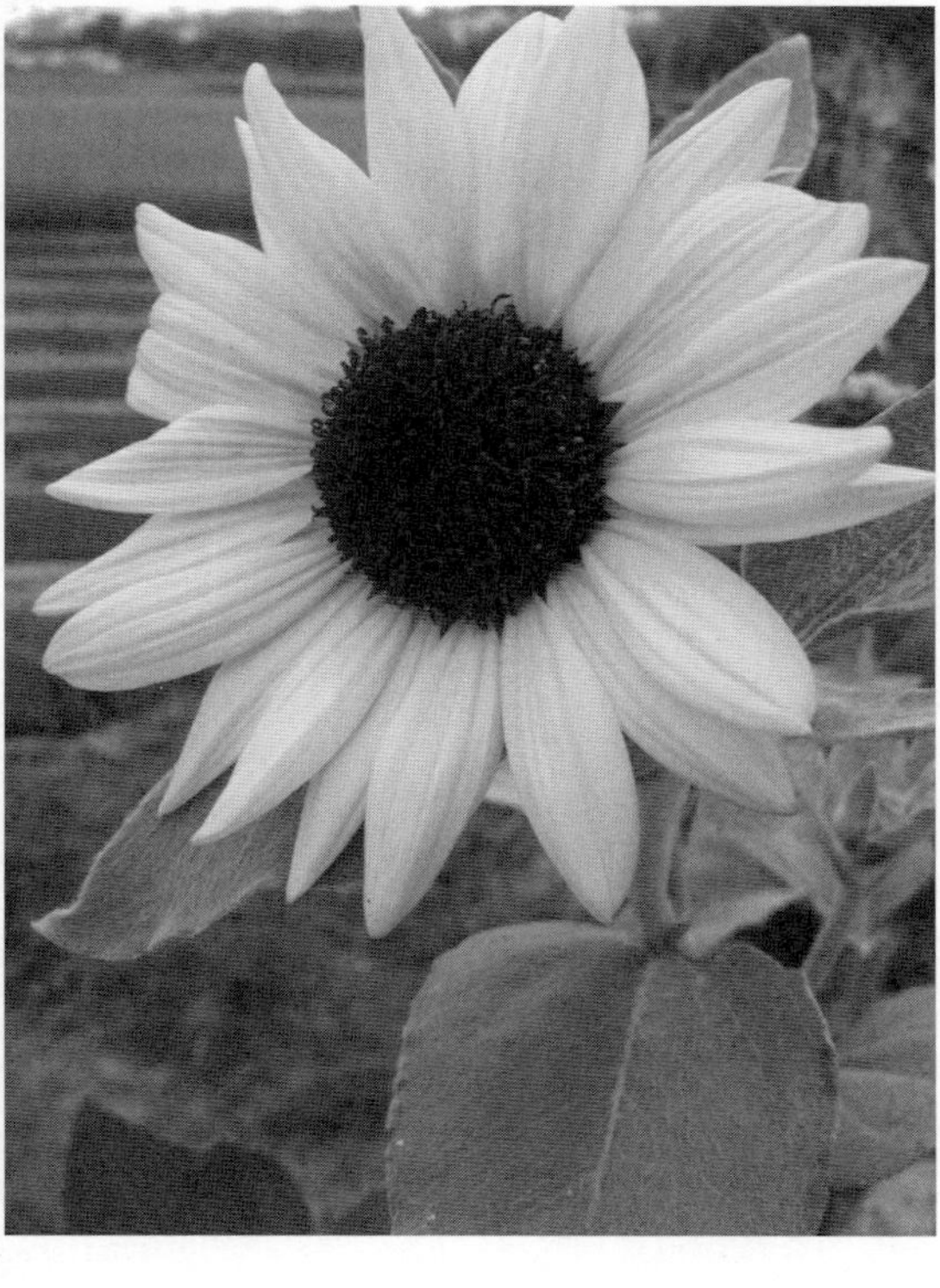

卒倒

臨床三十年のお祝いの席で伯母が倒れた。

大きなホテルでの開催の時である。

しょっぱい物が好きだった。

数十年来、血圧高い。舌は時々黒苔を程していた。若い頃からの頭痛持ち。

その都度良く手当てをしたものだ。

祝賀パーティーの主人公である小生は戸惑ったが、出番でない時を見計らって治療した。

意識混濁、脈数で弦急。眼目上天。呼吸促迫。

古代銀鍼にて百会、人中に処置。

意識回復。

取り敢えず、車で連れて帰ることができた。

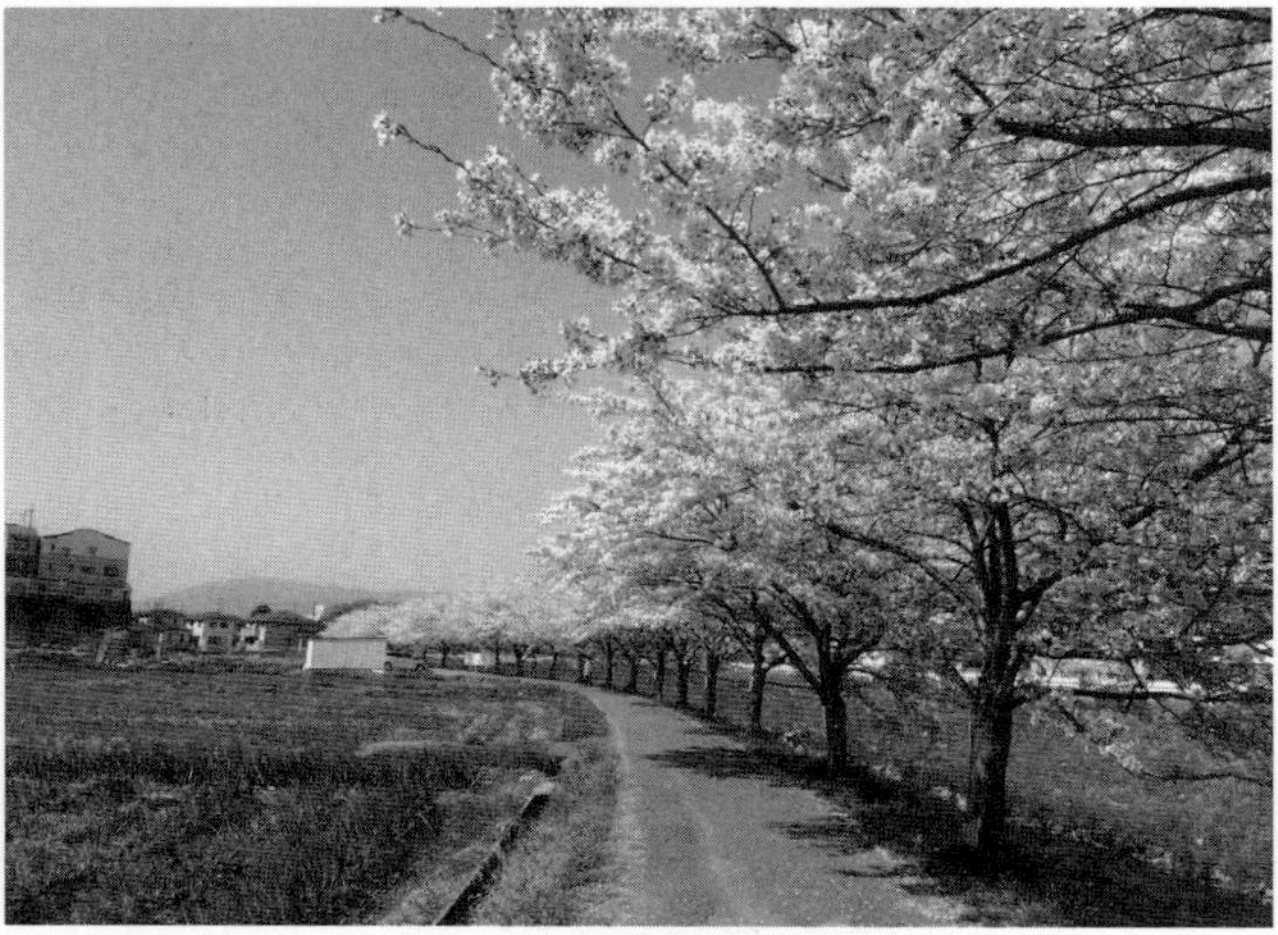

四、伝統

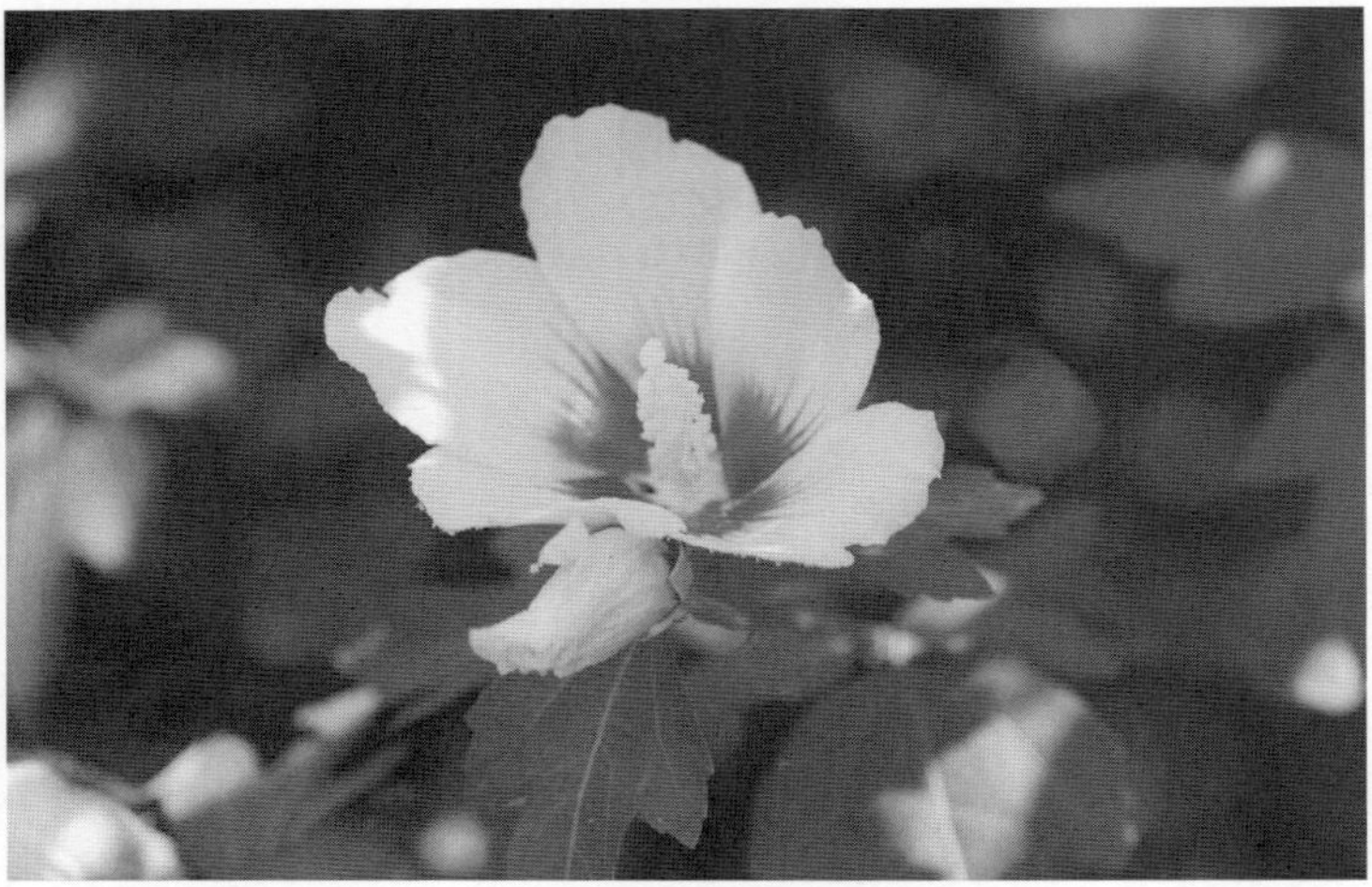

鍼をするって何だい？

鍼をするって何だい？
人の病を癒すこと。
人が気持ちよくなることと同じではない。
人の病を癒すこと。
鍼をするって何だい？
　古《いにしえ》の伝統ある教えに学ぶこと。
『素問』『霊枢』の御教え仰ぐこと。
鍼をするって何だい？
東アジアの優れし医療文化を学ぶこと。
大和に伝来してから千四百年。
多くの民人《たみびと》を救ってきた。
西洋医学とはまったく違う。

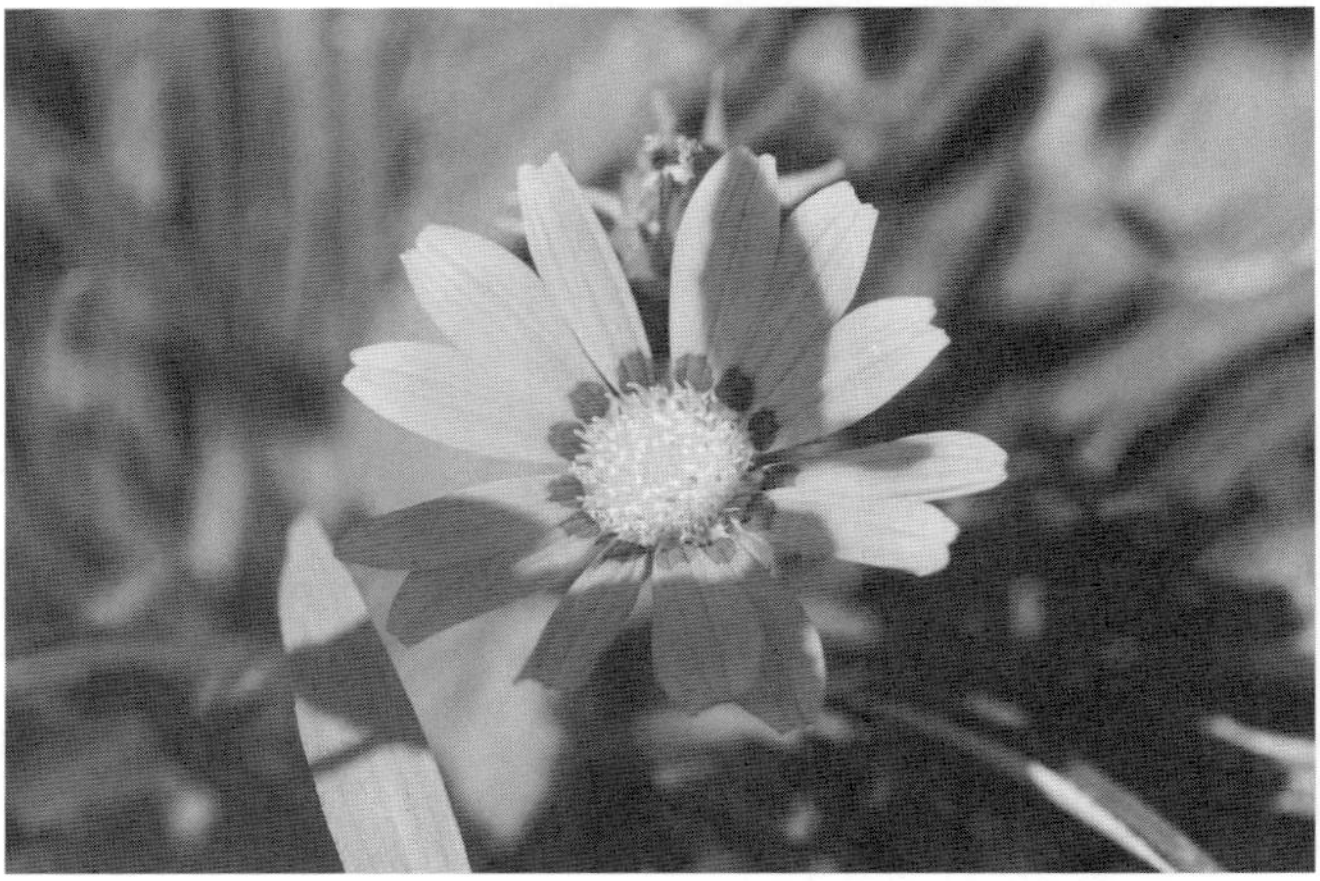

鍼をするって何だい？
医学そのものを意識すること。
西洋医学も Medicine だが、
鍼も Medicine だ。

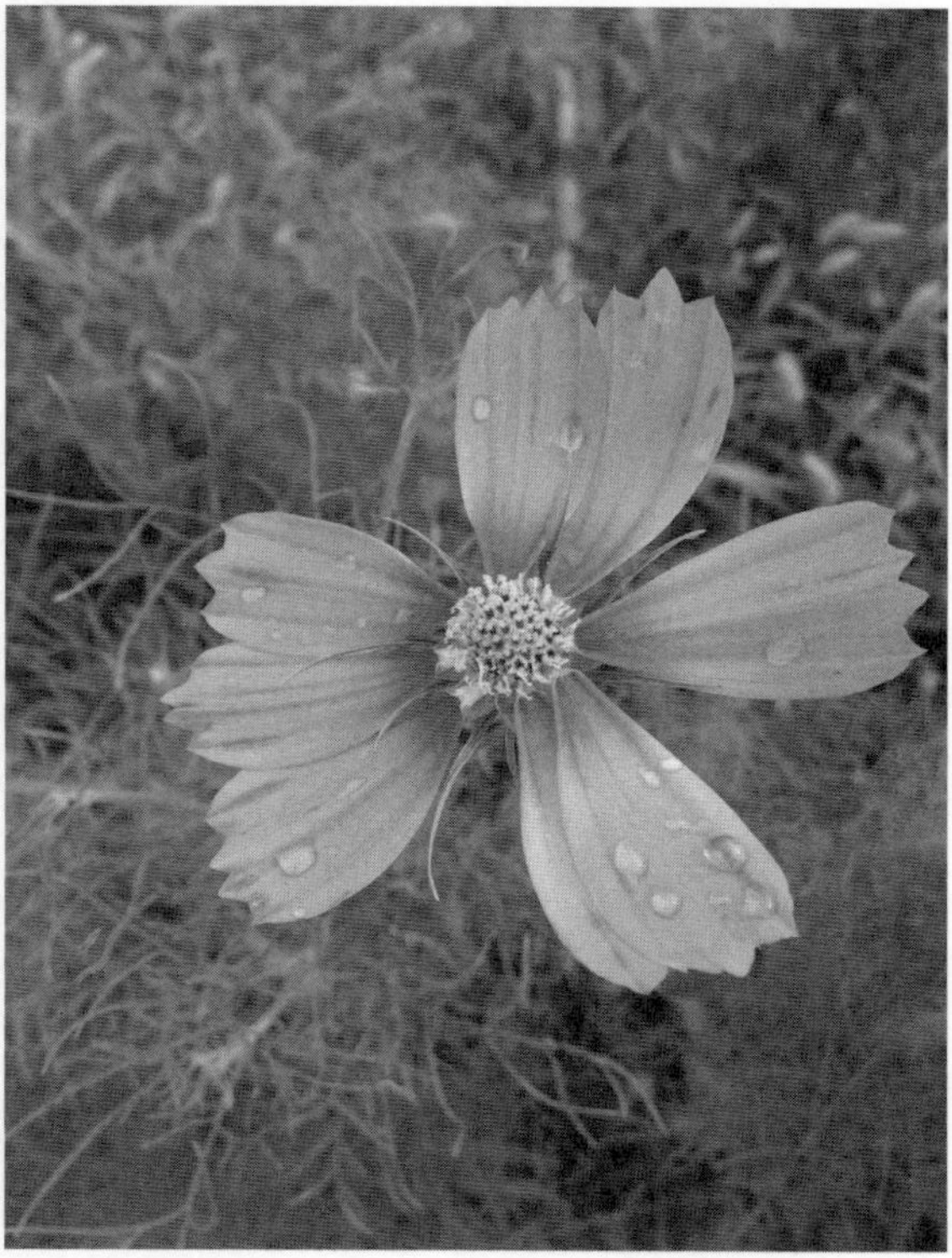

一筋の道

気づかぬ間に鍼医者の家に生まれた。
知らぬ間に鍼を持つ家で育った。
気づかぬ間に鍼を受けていた。
知らぬ間に病気を治してもらっていた。
育ち、人生の方向性を考える時に至り、何故かこの道に背かんとした。
ところが、連綿と続く伝統の糸に操られ、鍼を持っての生業についた。
今、これが幸せの極致だと思い知らされる。
確かに、これに及ぶまで、決して平坦な道では無かった。
だが、苦しみが喜びの中に入った。
人を幸せにし、己も至極満足。
イザ進まん一筋の道に。

ロイヤルワラント

英国王室御用達《ロイヤルワラント》
今も職人達が息づいている。
英国王室御用達の誇り伝統を尊び、
物を大切にし、先祖を大切に敬う。
この医学に生きる我々も、遥か古《いにしえ》の祖先たちが伝えきたりし学術。
永い歴史、深い学問。
東アジアのそれぞれに個性をもった領域を包括する。
時間と空間が織りなす事実だ。
この中でまごうことなき真理がえぐり出された。
黄帝内経の真実が今に伝えられ、
今実在として人々の病を癒し、
人々を救う。
ロイヤルワラントよりはるかに永く遠い歴史をこの医学はもつ。

二千年の歴史の中で

伝統——二千年の悠久の歴史をもつ。
途轍《てつ》もない時を超えた巨大な生き物。
原理はいにしえに完成。
いにしえに完成したものが今に存在する。
時間の鍛えに堪えた真髄。
これを真理と言ってよい。
長い時の流れの中での個々の空間に花咲いてきた。
この流れを今の世に活かす。
これが臨床だ。
現在病める人を癒してこそ伝統医学。

伝統の原点

この医学の伝統とは、古き時代の中国に源を発し、朝鮮半島、日本などに伝えられ、東アジア伝統医学として今に伝わる。

大河中国医学の流れ、

その源は黄帝内経の一滴より湧き出でる。

これが中国において各時代、各地域において、多様性を含みながら偉大な大河に成長し、今、中医学として存在する。

また、朝鮮半島と日本は、黄帝内経の一滴の湧き水から生じた流れを受け、各地域の風土、民族的体質、生活習慣に規定されながら独自のカラーを染める。

これそのものも、時間の移ろいによって更なる色あいをもつ。

唐突な話だが、日本の女子の体型が近代大きく変わった。

畳から椅子へ、生活の中の座位の変化からなのだが。

問題は、この変化を近視眼的に捉える危険性を指摘せねばならぬということだ。

この一時の変化のみに焦点を合わせ、己の独自性を訴えるならば、先祖から発した己れの存在はどうなるのか。

今、この中国医学の源流の一滴をもとに発した東アジア伝統医学の流れを否定する発想は、歴史、伝統を捻じ曲げるものだ。

今、韓国の伝統医学者の中には、伝統に関する意識に大いに危惧を覚えるものがある。

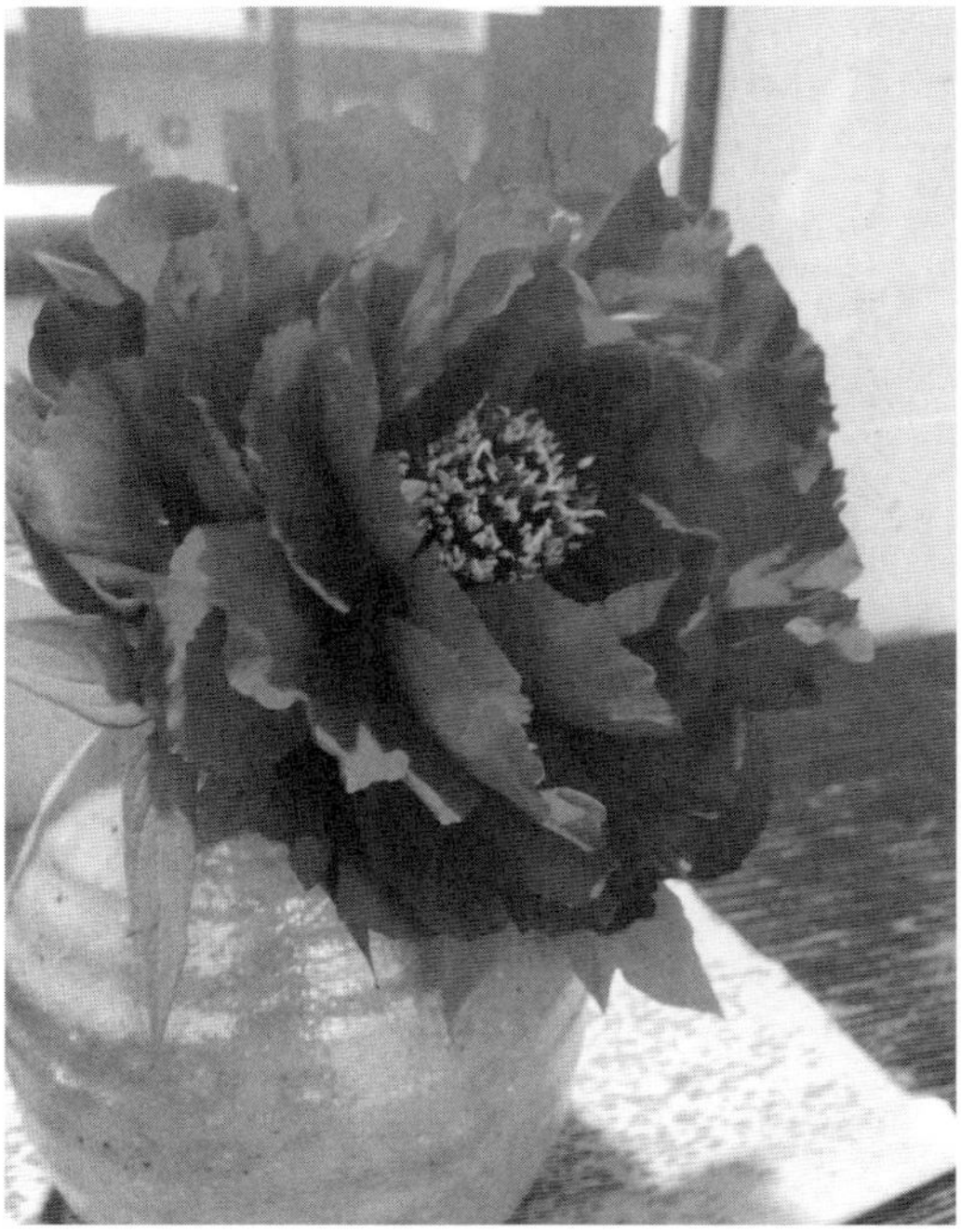

生きている伝統医学

伝統医学には、古典、原点などの文献が夥《おびただ》しくある。
このままでは、死んだもの。
時代が異なり、現実にはかたまった死骸なのだ。
だが、古い時代のこう言ったモノを発掘することは大事。
しかし、「発掘」しただけでは、「生き返る」ことはない。
これを基に、現代の人々の身体や生活習慣に合うことが必要である。
その上に、今、現実にある病が治せることが大事だ。
発掘、継承は手段であり、「今の病気」を治療できるのが目的である。
私の打鍼術は、現在の「難病」を多く治している。

伝統の筋を一本通す

伝統芸能の第一人者、中村勘三郎さんが亡くなった。
五十七歳の若さであった。
さまざまな新しい試みをした人だった。
いわゆる発祥の歌舞伎の姿で演じる場、簡易建物による平成中村座を建て、地方巡業。
遠くはアメリカでも興行した。
また、タップダンスを取り入れたともいわれる。
彼の口癖が、皆に歌舞伎の面白さを伝えたい、であった。
伝統の筋を一本通し、庶民のその時代その場に応じた演出をしようとした。
わが伝統鍼灸も大いに学ばねば。
わが鍼灸の素晴らしさを訴えねば。
あらゆる病気に応じることができるのだ、と叫ばねばならない。
どんな時代、どんなところであっても、

病める人を救うのが医学であり、伝統的な思想に基づくことは当然だ。

加えて、庶民の病気を自在に治せる鍼灸を追及せねば。

数千年の年月によって培われた叡智を使わねば。

殊に西洋医学が不得意とする難病、ＡＬＳやクローン病などを積極的に治療対象とすべきだ。

己の立ち位置をしっかり見据えるのだ。

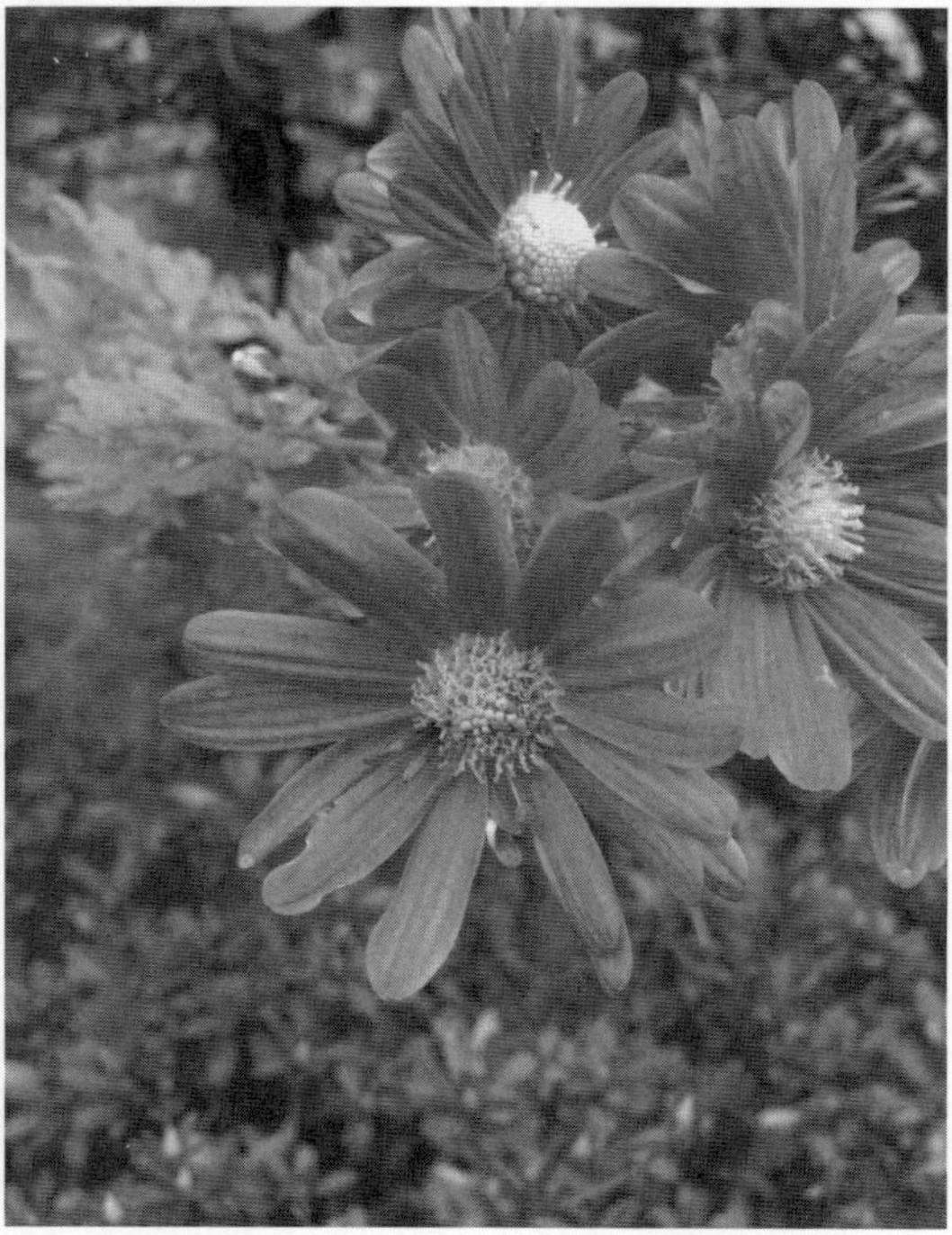

我々が目指すもの

我が北辰会は、真摯にこの医学の究極を数十年懸けて追求してきている。

東洋医学とは何か、鍼灸医学の極みは何なのかの目的を追い求めてきたのである。

そのベースは常に実践という臨床が基本であった。

だが、その実践も何らかの指針が無くては行動できない。

それは、凡そ二千五百年の昔に成就した『黄帝内経』はバイブルであって、これを羅針盤に臨床をつぶさに行ってきた。（中医学がほぼ黄帝内経の内容を継承していると見る。）

その臨床から総括をし、導きだされたものが「理論」となる。

言わば、バイブルの内容を現代において検証し、そこから確かなる筋を抽出しリアルな伝統理論を創り出すことこそに、我々の生命をかけた全ての命題であった。

『体表観察学』

ほぼ五十年かけての実践によってできた本である。
身体を撫でまわして得たものだ。
無論、内容は著者のオリジナル。
だが、日本鍼灸の伝統の上に構築されたものであることも事実なのだ。
我が国の鍼灸医学は経絡、経穴を触り続け、病を診立て、病を癒してきた。
脈診も取り入れた切診情報を重視しながらの臨床だった、と言っても過言ではない。
サブタイトルに「日本鍼灸の叡智」とした所以である。

日本鍼灸の叡智

拙著『体表観察学―日本鍼灸の叡智』のサブタイトルに日本鍼灸の叡知と銘打っている。

優れて意味がある。

六世紀の前半に大陸から伝播した中国医学。

これが、我が国の医学として国風文化的に花開くのには独創的な展開があったからだ。

それは、大陸とは異なる気候風土、民族的体質、固有の文化、民族的感性に規定された必然的なものであった。

それには幾つかあるが、「体表観察学」は大きく寄与しているのではないだろうか。

内経にある最も古い伝承は《黄帝内経　霊枢・経筋篇》等等に散見される。

また、我が国では、古くは夢分流などから始まり後藤艮山、香川修庵らによる灸治に必要なツボ探しなどに繋がる。

漢方はこれらを元に更に独特な世界を作り上げた。

日本漢方の〈腹診術〉だ。

対して日本鍼灸は様々な古流派を生み出し、治療穴の追求からツボ、つまり反応点に意が注がれる。

近代における灸治療の名人・澤田健氏は、ほぼ体表観察に基づき難病を克服したと伝えられる。

わが「北辰会」は、このような伝統の筋の上に、独自に或いは自在に発展を見せた。

灸治療のためのツボ探しではなく、繊細な鍼治療のために必要な体表観察が発掘されたのである。

伝統的日本鍼灸の一つの開花である。

伝統に生きる

伝統に生きる。
祖先から吉田流の流れを受け継ぎ今に至る。
今、悠久の河の勢いの真っ只中に生きている。
この生に大いに満足。
鍼灸臨床家として、恵まれた諸環境にある。
この運命を良しとしてひたすら生きてきた。
正解だった。
今生きることに最大の喜びを覚える。
鍼医学の凄さ、面白さ、人々を癒す幸せ。
満足の極み。
この喜びを後世に伝えねば。
この大いなる世界を伝えねば勿体無い。

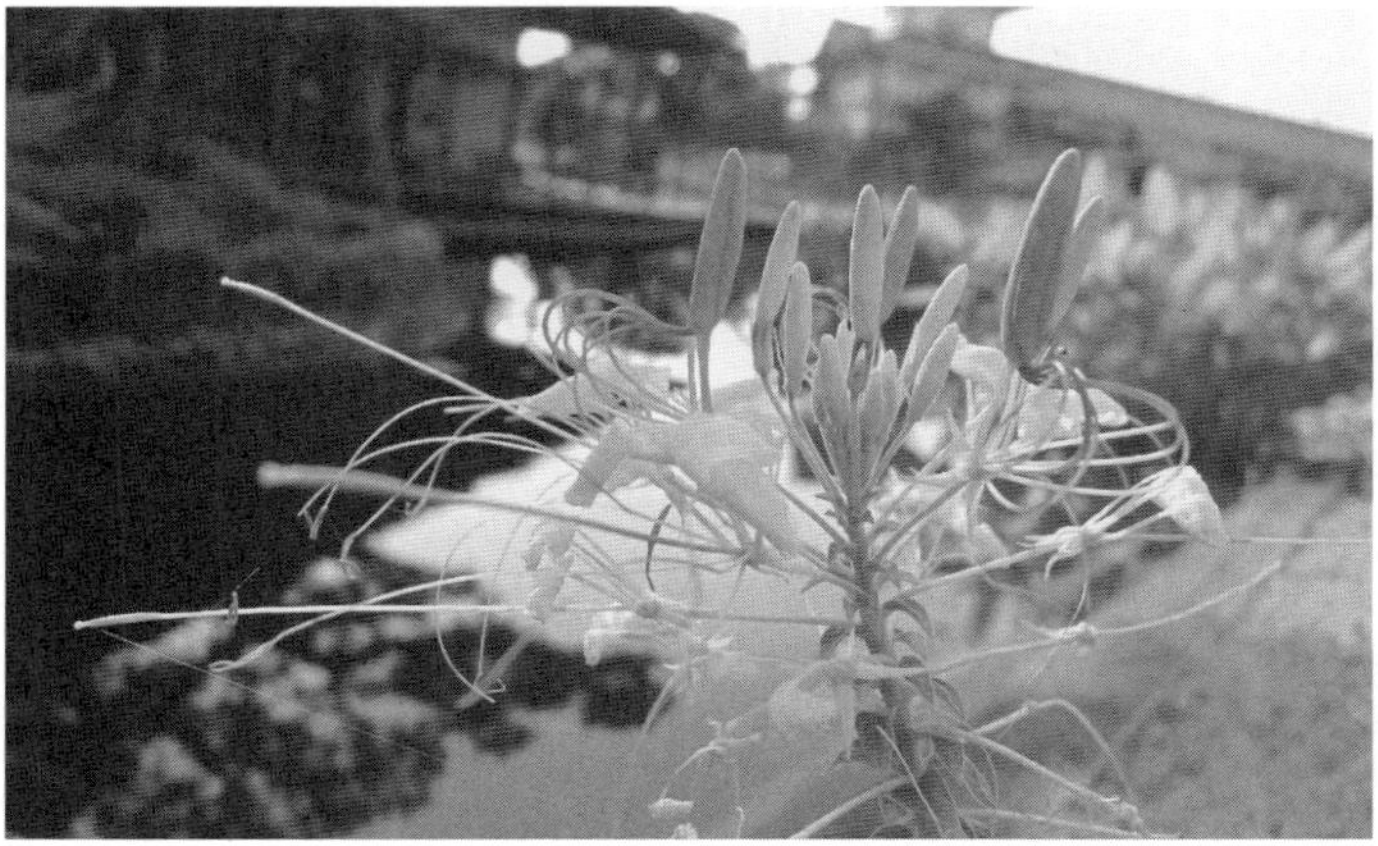

誤りつたえる輩に、決してそうではない、と主張する。

間違いの伝承では鍼が可哀想。

《黄帝内経》の、御教えを何としても伝えねば。

鍼の真実を世に広めたい。

今の世にこそ必要な癒しなのだ。

永く臨床をやっている。

患者さんも曾祖父、親子などと三代、四代に渡ることも少なくない。

医療における信頼関係の深さを思い知る。

凡そ五十年の治療実績。週に二、三回治療すれば脳、心臓疾患、ガンはほぼ防げるようだ。

藤本家十三代先考は亡くなる一週間前まで、朝昼晩そして寝酒、一日七合飲んでいた。

医療は全く鍼灸のみで九十歳の天命。

五十歳前後に喀血をみ、小生が鍼をして治した。

鍼灸師で夭折する者がいるが、鍼灸治療をしっかりすることだ。

己が元気でなくてどうして患者さんを癒すことができるのだ。

まして鍼灸が信じられないようでは・・・?

手から手へ

伝統の伝承のあり方だ。

いわば直伝。

直伝とは何か。

秘伝奥義などを師匠から直接教え授けられることをいう。

弟子が多数存在すれば、師匠とその他大勢の間に介在する人たちが必要となる。

だが、この介在者が問題。

真に師匠の内容を伝承すれば良いが、これに反したり、間違っていることを伝えているとすれば由々しき大事。

伝えている人が師匠の直伝である「真」を受けてないとすれば話にならない。

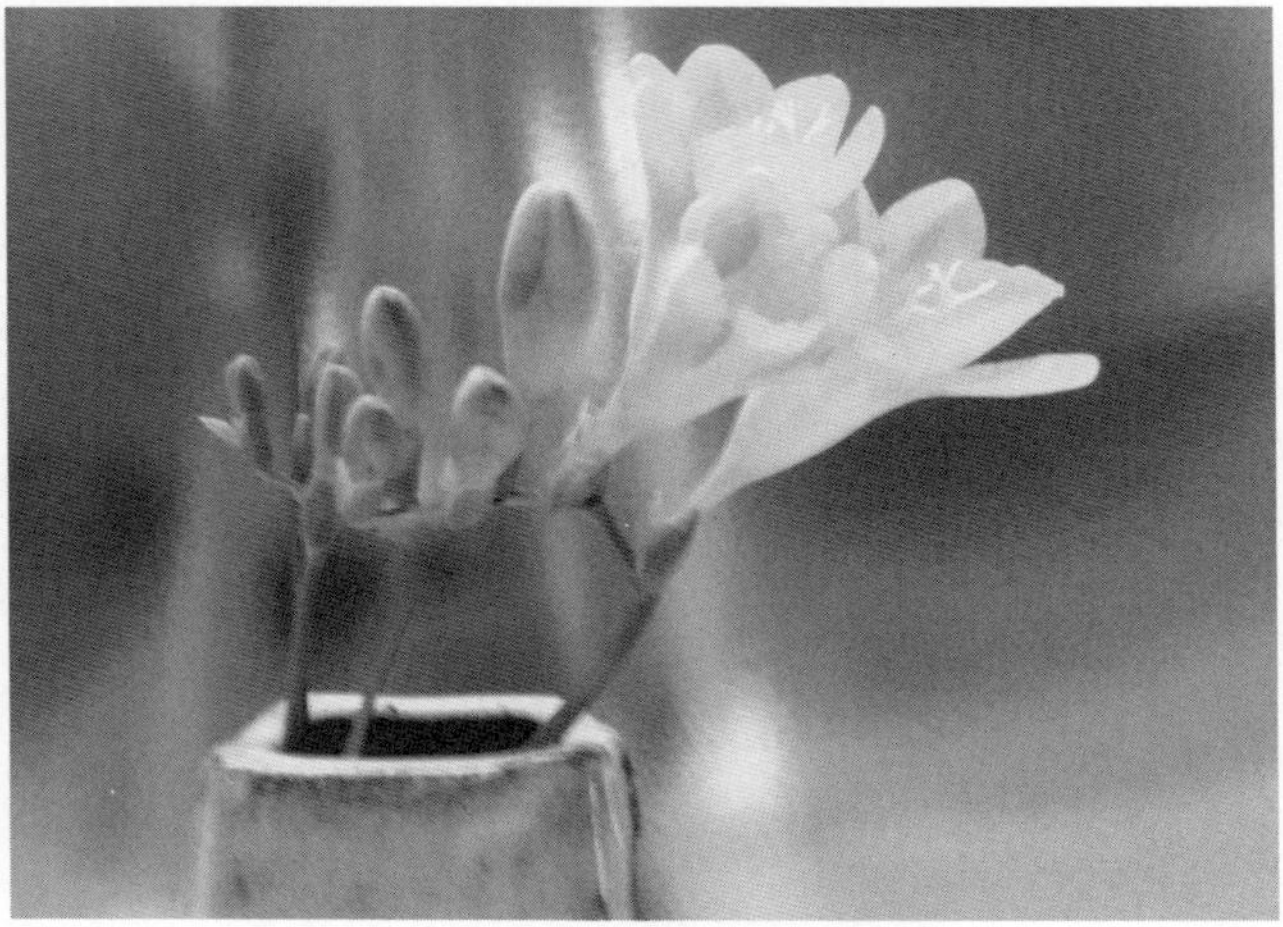

五、教訓

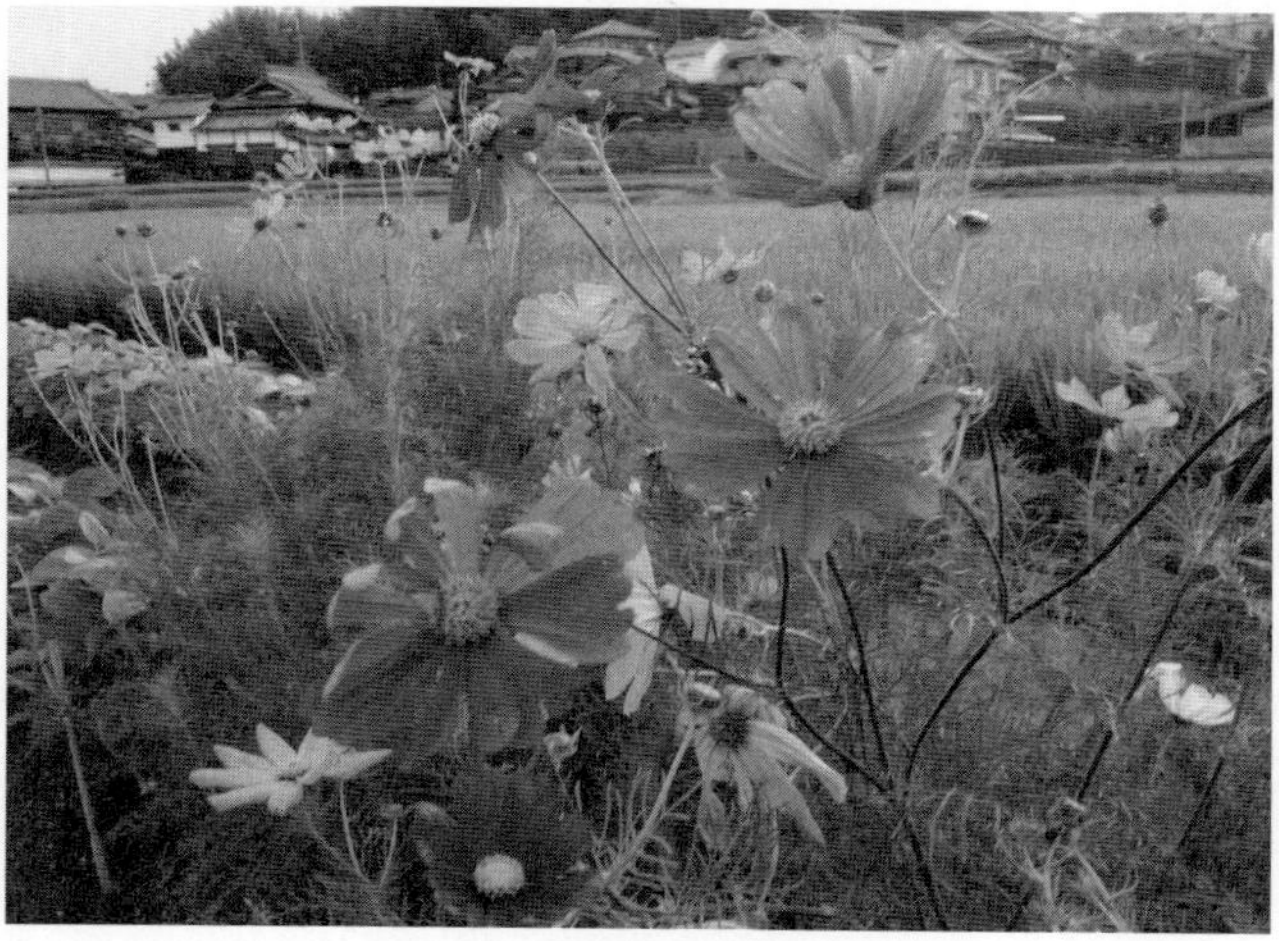

病気治しと癒し

医業は当然病める人々を治すためにある。

為にその与えられた医業の最大の効能を引き出すべくあらゆる努力が払われる。

己の未熟を大いに自覚するがゆえにこれを克服しようとする。

勉強。

つまり、書物や先輩方の意見を聞き、業種としてできる範囲の努力が注がれる。

加えて、業種を超えて、他の医業の実績などをも参考にし、当該患者さんにとってより良い方法はないものか、などと工夫を凝らすのである。

問題は、今出来る最高の方法をもってしても治せぬ病がごまんとあること。

確かに医学医療の発達により不可能が可能になる部分はある。

だが、依然として治らぬ病は存在する。

治せぬ病に対して医業は何をなすべきか。

病治しを標榜する医業にとっての自己矛盾。

医業の根底に「優しさ」がなくてはならぬ。
治らなくても、患者さんにとっての救いは存在せねばならぬ。
癒しを篤と考え工夫せねばならない。

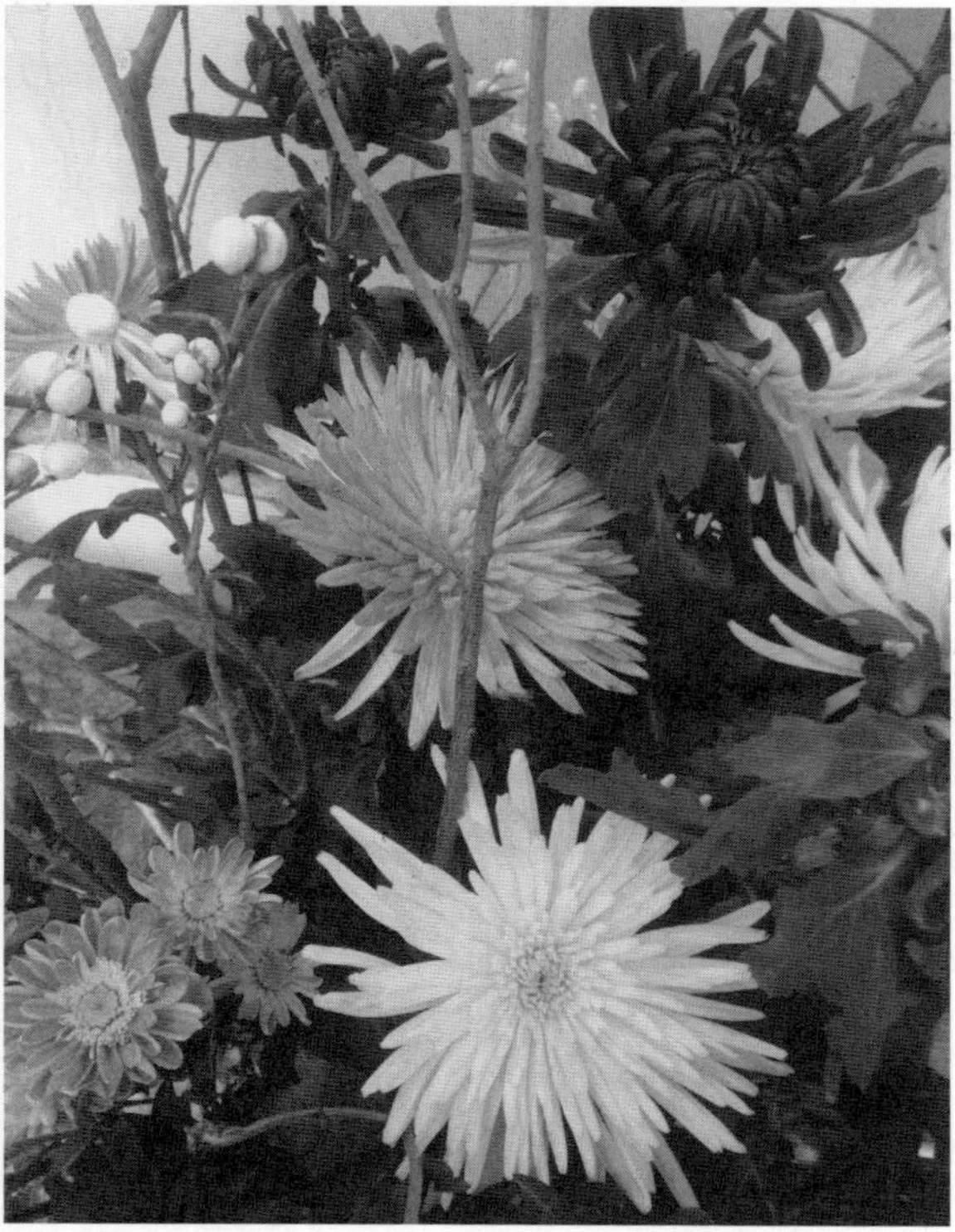

謙虚さの大事

かなり学問を修め、しかも永く経験を積んでもなかなか十全というわけにはいかない。
次々と壁が立ち現れる。
だが、これを突破することだ。
これを乗り越えた時の快感は何にも替えがたい。
患者さんがとっても喜んでくれる。
自らも天職の御蔭と想える。
《黄帝内経　霊枢・九鍼十二原》にいう。
「言不可治者、未得其術也。」
病が治らないというのは、学術が未熟だ、と。
日々謙虚に病人に対応すべきだ。
病が治らないのは鍼灸医学の限界だと、かりそめにも言ってはならぬ。
また、大した腕も無いのに〈ハッタリ〉をいう人がいる。

殊に、インターネットを使ってとんでもない宣伝をする者がいる。
真に、獅子身中の虫といえる。
必ずや天罰が下るであろう。

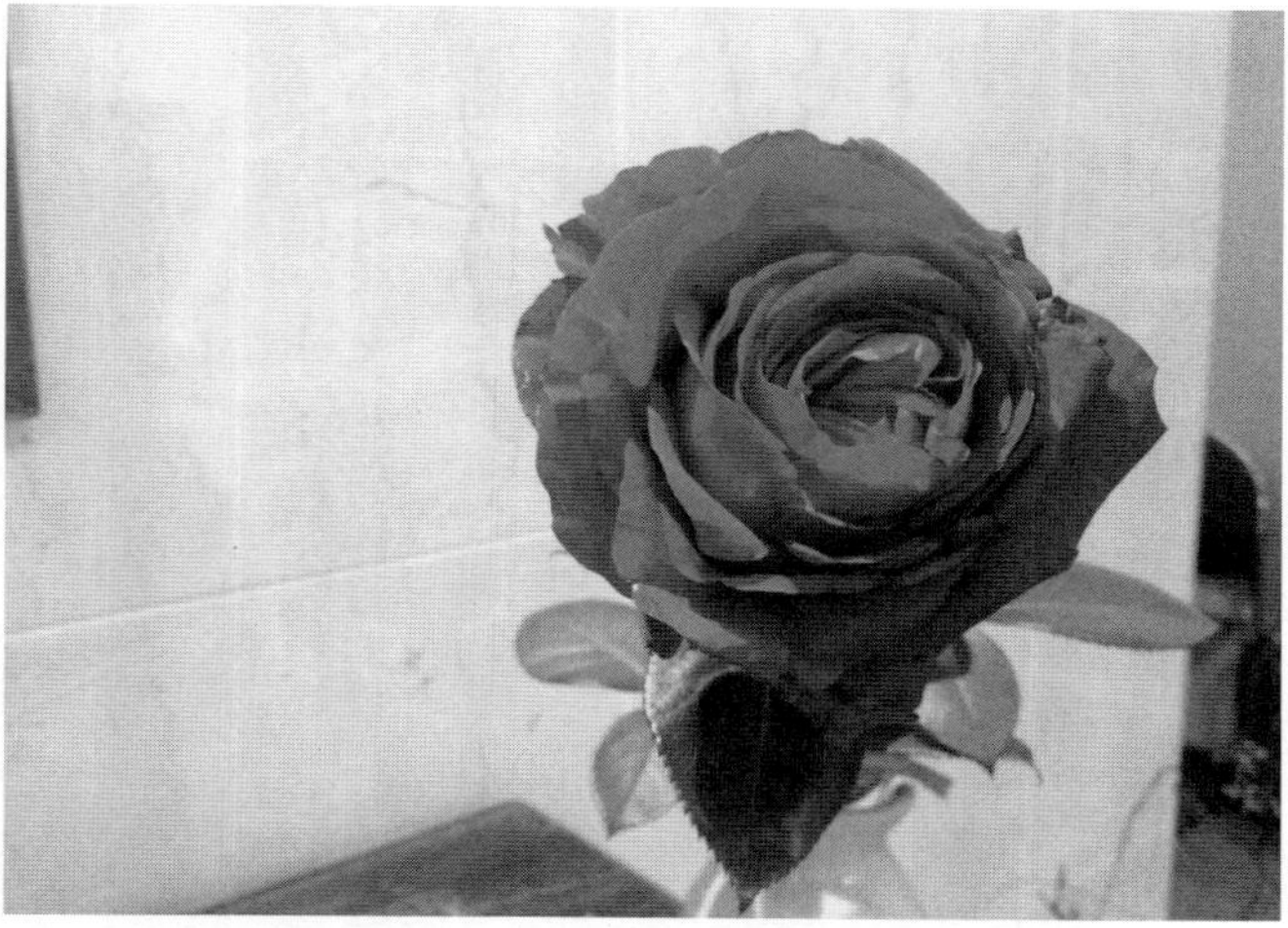

壁

真面目に取り組んでいると頭を何遍か打っても必ずや壁を打ち破ることができる。
自らの道を捨てたり、信念がぐらつくようでは前進できない。
このような人はいつ迄経っても向上は難しい。
謙虚でしっかり積み上げた学術に依拠している限り道は開ける。
ここに、不可能を可能にするエネルギーが存在する。
こうした確固たるものをもつ。
これを信念という。
だが未熟な内容で頑迷なものはこの限りではない。

何を信じるか

この医学を信じることができるか。
伝承は悠久の歴史をもつ。
多くの事例がある。
今の世にもこれを証明できる。
日々の臨床の中でこれをつぶさにみる。
事実は疑う余地はない。
ところが、この事実に出会っても訝る人がいる。
一体何に頼って考え、生きているのか。
このような人材は医学に向かない。

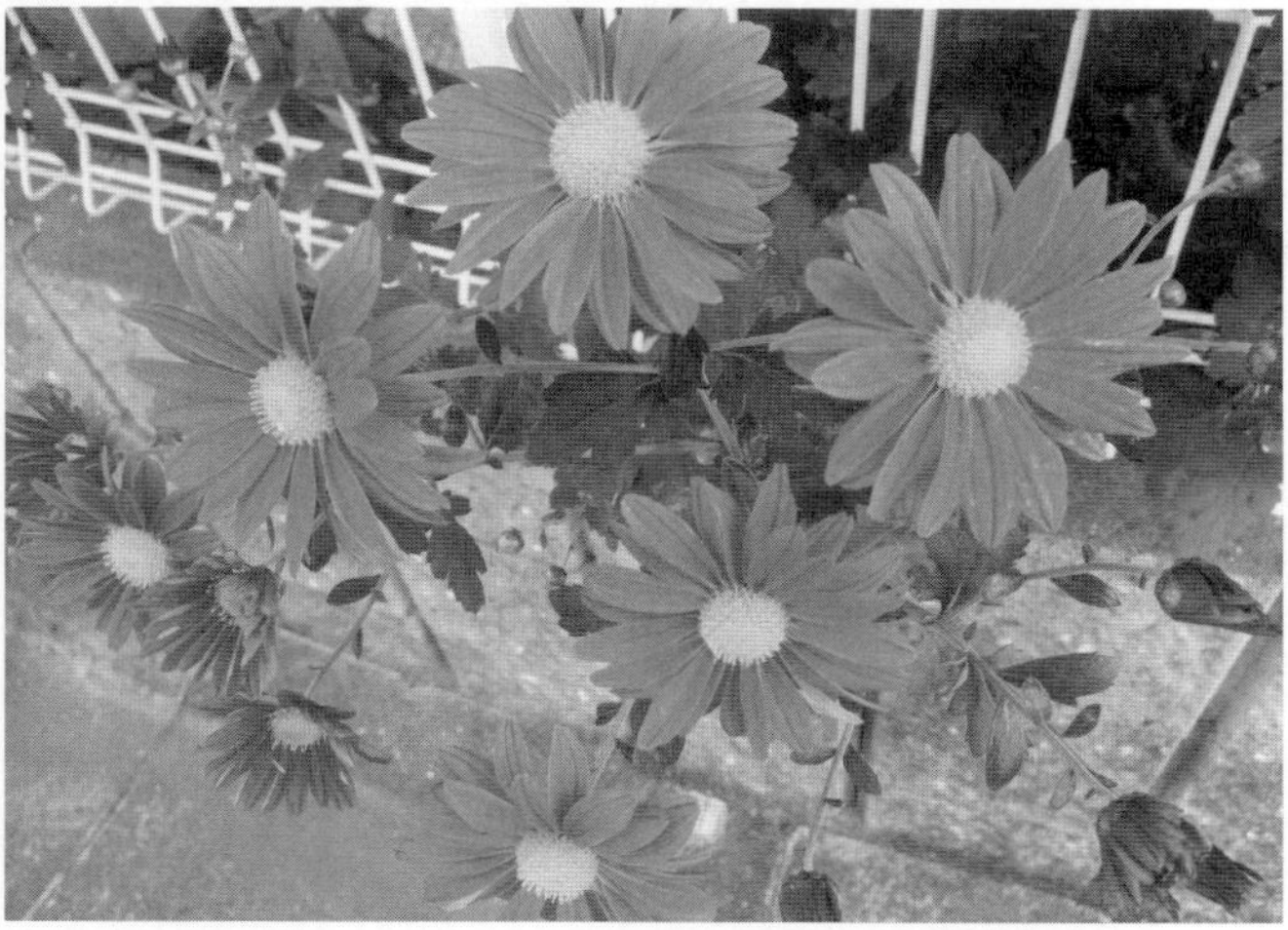

修行と工夫

毎日が勉強、修行でもある。

だが、これが非常に愉しい。

新たなことの発見ばっかり。

患者さんの体臭に気をつけてみる。

酸っぱい、甘い、焦げ臭いなどなど。

さまざまだ。

どうも、心の病をもつものには固有の匂いだ。

ベッドをカーテンで仕切るだけでは感じにくいが、個室で壁によって仕切ってあると分かりやすい。

健康であれ

術者も人の子。
いつでもどこでも同じ感覚かというと、厳密にはそうではない。
微妙なズレを、あたかも同じように対処する。
これがプロだ。
知らぬ間に僅かな調整をしている。
常時病気をしているようでは論外である。
感覚が大きく狂うからだ。
《黄帝内経　素問・平人気象論》
「平人者、不病也。常以不病調病人、醫不病」
健康人であってこそ病人を癒すことができる。医者は病気をしない。
肝に命ずべきだ。

出会いに感謝

人との出会い。

どちらかというと人との繋がりは不得意。

でも、医療はそうは行かぬ。

患者さんという「大変な」人との出会いと交流。

人として切磋琢磨。患者さんに鍛えられる。

怒ることしきりの中で、それでもそっと手を合わせる。

教えられることが多いからだ。

己が大いなるものに包まれていることを覚えるからだ。

畢竟《ひっきょう》、己だけでは何もできぬ。包まれて出来る所業なのだ。

医療人としての一番の幸せを感じるのは対する人がビックリするほど感謝してくれることだ。

有難さを教えられる最大の仕事こそは医療かも。

治療の鉄則

心、身体、魂を相手にするこの医学は、習得するのに時間が掛かる。
人とは何かを徹頭徹尾追求する世界。
強いて分解すれば、心、身体、魂ということになる。
鍼がよく効くのは、人、人体が優れた完成品だからだ。
これを理解せずこの道を全うすることは難しい。
よほどのことがない限り生体は歪を修復しようとしている。
世にこれを自然治癒力という。気の働きだ。
陰陽における*平衡の法則が働く。
よって、これ等の土台の上になす行為、これが治療。
これに反するのを逆とする。

*平衡の法則・・・太極陰陽論の法則の一つ。陰に傾き過ぎず、陽に傾き過ぎず、陰に陽に動いてバランスをとろうとする法則のこと。拙著『東洋医学の宇宙』に詳しい。

一瞬を見逃すべからず

出会いの瞬間。
この一瞬が大事だ。
何時もと何か違う。
何が違うのか。
まず、雰囲気である。
どこか元気がない。
いや、かなり勢いがある。
目の力、喋り、体臭、動き、おおまかな部位から細かな部位へと気を配る。
この一瞬が意外なほど有効だ。
臨床とは何気ないところにヒントがある。
患者さんに接すれば微塵の隙があってはならない。
診療に関わる大事が何時も横たわっている。

結論を急ぐな

極端にいえば、失敗の繰り返しともいえる。

わずかな経験で、簡単にこうだと言い切れるものではない。

これを安直にもやってしまう、だから素人という。

長くやっていると、少しの経験でこうだ、と思っていたことが実はまったく異なることに気づく。

結論を急ぐな。

冷静沈着な対処

毎日の診療所で、時に救急の疾患に出会う。
一瞬、緊張が走る。
真面目にこの道を求めていても、学問と経験の深さによって大きく異なる。
突然、胸内苦悶を訴える患者さんが出てくる。
或いは意識障害を伴うものに出会う。
脈をとり、舌を診る。
これに基づき確かな診たてができる。
初心者は心騒ぎ、大きく動揺する。
まず、自分の腕に合うものかどうか判断が迫られる。
冷静沈着に対処が求められる。
手に負えなければ直ちに救急車を呼ばねばならない。
だが、豊かな学問と経験によって大方は克服される。

この場合、的確な脈診、舌診、気色診は、鍼治療の優れた有効性を証明することになり、患者さんは救われ、ますます信頼を勝ち取ることになる。

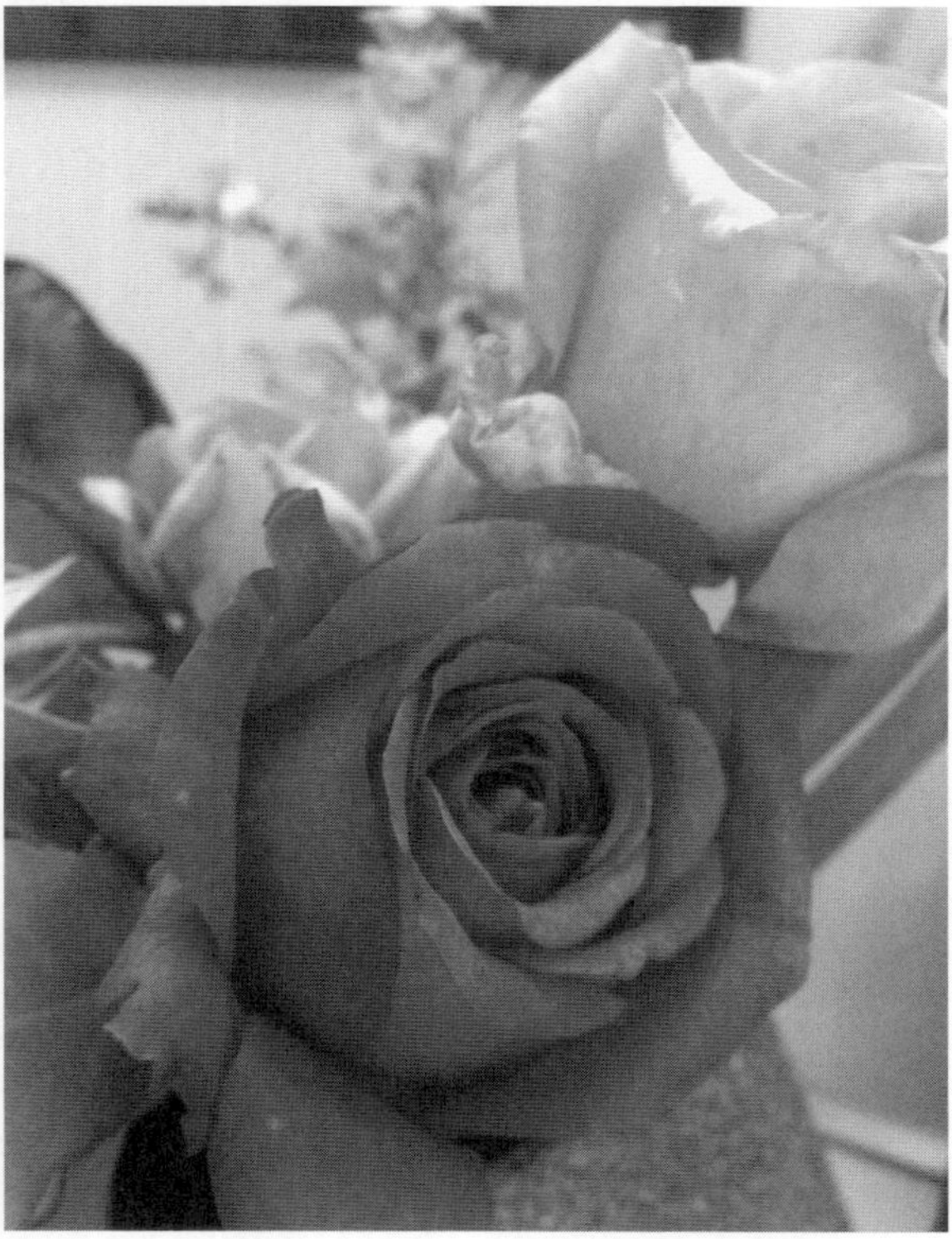

結果をだす

医療において何より重要なものは結果を出すことだ。

病いを治すことは必須。

殊に現代社会における評価は、医学医療部門においてこの医学はマイナーである。

存在理由を示すには実力を示すしかない。

今、この世界での病者を治すことだ。

現実に苦しむ病める人を救わなければ・・・。

今の鍼灸業界は必ずしもこれに答えていないように思うが・・・。

この意味で、現代西洋医学の不得意とする部分、難病治療によってアピールすることはとても大切。

また、これを達成できる人達を大いに育成することだ。

患者さんを救え

誤魔化しがきかない。
治るか治らないかだ。
これは西洋医学、東洋医学を問わない。
患者さんはよく知っている。
これが現実。
四の五の言わず、結果を出すことだ。
よくこの業界は高邁な理論を説き、説得しようとする。
無駄な努力だ。
患者さんが救われることをよく考えなくてはならぬ。

洞察力の大事

患者さんは人としての弱さを強調する。

だから人についてよくよく理解しておく必要がある。

患者さんは主訴のみを強調する。

だから、患者さんの言のみに拘ると病の本質が見え難くなる。

かなりの洞察力がいる。

患者さんは教科書や既成の事実から離れて新たな事実、真実を教えてくれる。

患者さんは病が如何にして起こるかを説明する。

彼らの生活環境・自然環境、社会環境の時間的経過、固有のどのような生活をしてきたか。

内的理解が大事だ。

鍼を巧みに使って補瀉できる

鍼は実によく効く。
何故こんなに効果があるのかと訝る。
それは、人が、生命が、とてもよくできており完成品だからと答える。
たかが針金一本だ。
しかし、これを巧みに使うと生体が見事に反応する。
鍼を体表に近づけるだけで反応がおこる。
刺入し、組織が締まる。すると患体は温もりを覚え、術者の側も熱感を感じる。
気が集まる。これを「補」という。
刺入し、組織が緩む。患体は冷えを覚え、術者の側も冷えを感じる。
気が散る。これを「瀉」という。

弁証論治の大事

「弁証論治」

東洋医学の哲学と論理に従って病を解き明かし、これに従って治療戦略、及び治療法を導き出すこと。

人により無用だと暴論を吐くものがいる。

極めて単純にして浅い疾患に関しては確かにどのような処置をしても治ることがある。

だから、弁証論治は必要ないと暴論を吐く。

ところが、一度本格的な病に出会うとそうはゆかぬ。

それどころか、診察・診断・治療がゆきずまり如何しようかと四苦八苦することがないではない。

かような場合、何処がどう間違えているかについての判断を迫られる。

「弁証論治」は、論理によって整合性が高まり、よくまとまり、病と病人の理解ができるようになっている。

よって、望、聞、問、切の四診の診察を点検し、そこから引き出される病因病理、証の診断、これが正しいか否か。

更にこれに基づく治療法のどこが問題なのか、これにおける論理の合理性はあるのかどうかを詮議する。

人は間違いをしでかす。

だが、これについての検討をし、過ちを修正する知恵がある。

温もりのある診たて

五感を通じて様々な生体の情報を取ろうとするのがこの医学。

客観性に乏しい、主観性が強いとの見解がある。

そもそも、五感を通じてのアプローチだから、甚だ頼りにならない情報だとの見解は大いに間違いだ。

熟練された技からは素晴らしい内容を提供する。

例えば、急性腹痛の人の脈を取ると著しく硬い脈に触れたり、或いは脈が全くみえなくなったりすることがある。

これに正しい鍼治療を施すと、間もなく脈が正常に回復することが多い。

或いは脈が回復せず、予後不良とみることもある。

何れにしても脈診の有効性を物語る一つの事例だ。

脈診もかなりの修行と年季が必要。

ダカラと言って客観性がないとは言えない。

冷たい機械で弄られ、検査を受けるだけで疲労困憊する患者さんもいる。
温もりのある手指で確かな診たてをされるのがありがたいではないか。

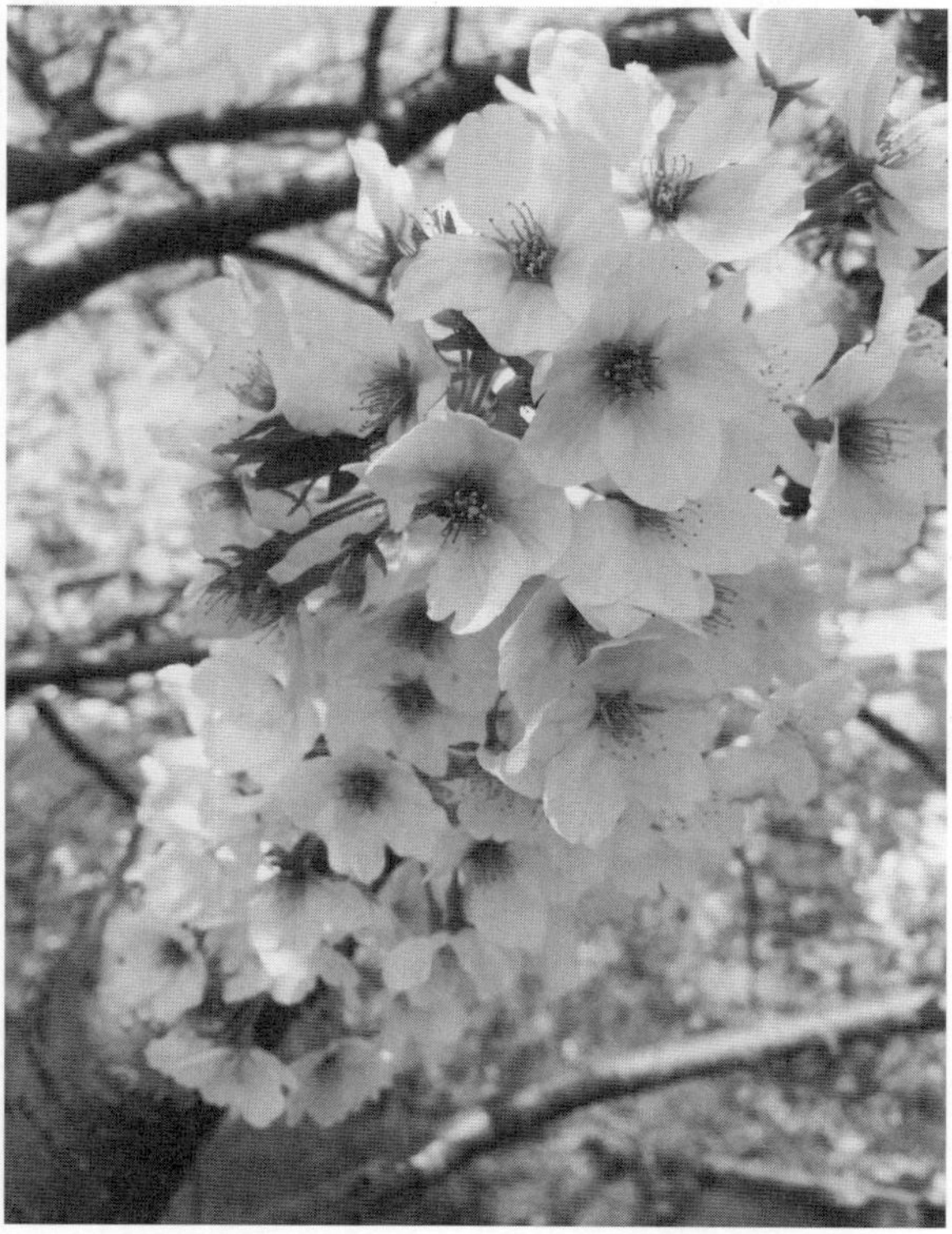

素問・霊枢の真理

人の不思議。命のあやかし。
医学とは大変なチャレンジ。
分からぬことを対象としこれを救おうとするのだから。
尚更、無明の地にて行なおうとするのだから。
ハッキリしているのは、人が人を助けたいという真心。
何とかならぬかと。
人の真実。
二五〇〇年の実在。
『素問』・『霊枢』の世界。
そこに得られた誠は真理をもつ。
それ故に、中国宋代には哲学の礎とされる。
今の中国の書店においても、医学書とともに哲学のジャンルとしての位置を保つ。

生気論の優位性に気付け

「調調身体」

中国語で、病いを治すとは身体を調整することという。

つくづくこの考えの正しさと素晴らしさに思い知らされる。

「気の歪を正す」というこの医学の治療命題は、生命の本質に叶うものだ。

病を治すのに、副作用はない。

本命のターゲットを癒すのに他を犯すことはない。

ガンを治すためにその他の臓腑を潰すことはない。

その本質は、生命の勢いに逆らう事がないのである。

だから、副作用が無いどころか「副効果」がある。

あえて美容効果を云々と言わなくても、結果として厳然としてある。

気のひずみを治すと、肌が綺麗になることは当たり前で、当人自体が生き生きとした健康な身体になる。だから、美しい人になる。

アトピーを治したら、もっとすごい難しい内臓の病の改善をみたこともある。
この医学の生気論の優位性が意識される。

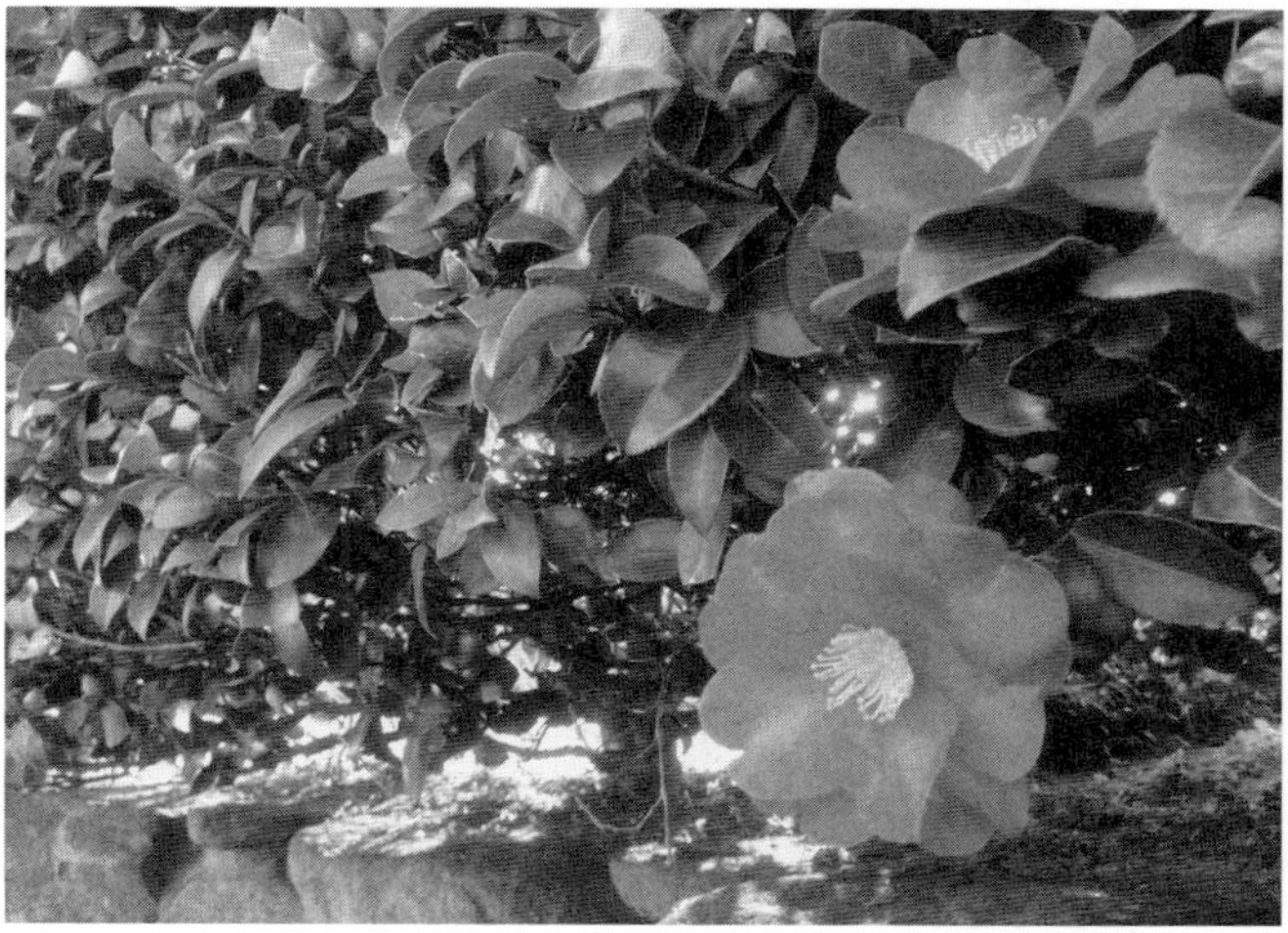

修行の先にあるもの

＊撓入鍼法《とうにゅうしんぽう》。＊ＤＶＤができあがった。
映像を見ると簡単そうだが、かなりむずかしいというのが視聴者からのご意見。

何故か？　影像は嘘でなく間違いのない真実だ。

背景は二十代の頃の筆者の修行にある。鍼の名人に成りたくていろいろ漁っていたころである。

聞いた話が、昔の名人は鉄瓶を鍼で刺し通したというものである。

これより、鉄瓶はむずかしくとも、手元にあった鹿のツノで出来た靴ベラ、およそ三ミリの厚さのものにチャレンジしてみた。鉄鍼八番をもってこれを貫き通した。この努力をすればいとも簡単なことである。

＊撓入鍼法・・・蓮風鍼法のひとつ。『蓮風鍼法毫鍼術入門』というＤＶＤが、タフリーインターナショナルから発売されている（二〇一四年現在）。

年季と根気が必要

年季と根気がいる術はモチロン刺鍼技術だけではない。
刺鍼による体表での気の去来の観察とその操作もそうだ。
刺鍼後、発汗させたり発汗を止めたり。
鍼を取り巻く組織の緊張と弛緩。
温めたり冷やしたり。
こういうことが気の状況を触知し更にこれを動かすことだ。
気色の観察、舌診、脈診、体表観察によるツボの動きの診察・診断。
これらの大切な診察・診断も年季と根気がいる術だ。

鍼と共に

凡そ半世紀。日々の暮らしが鍼で、鍼の世界が日々の暮らし。
長期間の休みはむしろ苦痛だ。
鍼を持っている方が楽だ。
鍼を持っているとホッとする。
苦痛に歪む患者さんに笑顔が戻った時、とても幸せな気分になる。
難病に立ち向かう。
若い頃は結構萎縮した。
診療所内で喘息発作が治らず途方にくれたこともあった。
だが、一つずつクリアしてゆくと爽快感と、ある種の快感を覚えるようになった。
このことが鍼灸医学の極めて大事な存在理由と意識した。

〈因縁果〉の縁に目を向けよう

感染症には鍼灸医療は有効でない、との考えは、この医学・医療のシンパの人たちにもよくみられるようだ。ところが、臨床における一定の腕を持つものにとっては不満である。

感染症が結構治るからである。

真菌によるカンジダ、またウイルスによるインフルエンザ、性器クラミジア感染症などかなり効果を得た実例を持っている。

原因、条件、結果。「因、縁、果」の仏教の考え方だ。

分かりやすくいうと、植物の種が常に発芽するとは限らないということ。

種（因）＋発芽条件（縁）＝発芽（果）の図式が考えられる。

発芽条件（縁）に目を向けるのがこの医学の発想だ。

この思想は極めて重要な考えである。

ただひたすら治すこと

一言でいえば、患者さんの苦しみや悩みをとり、健やかな世界に連れ戻すことだ。
ここに厳しさがある。
治療人は只々治す世界。
全て癒すとは何か。
ほんとうに出来るのか。
出来る。
いまやそうおもわずにいられない。
苦しみ抜いて、やはり治るのだ。
その〈気〉が続くかどうかだ。
鍼はありがたい世界だ。

研鑽あるのみ、そして発見

たゆまぬ研鑽だ。
一角《ひとかど》の腕を持ちたければ、ブレずに只管《ひたすら》に患者さんに学ぶことだ。
くる日もくる日も、これに専念する。
同じように見える生体の姿が、ある日突然何か違うことに気づく。
こうした姿勢が、新たなる法則性を発見することになる。
夢分流の腹部配当の新たな世界、空間論の地平などなど。
いずれもそうだ。

深く観察することの大事

一見変わらないように見える顔面の気色。
治療の前後。結構写真に姿を残すことができる。
同じく写真に撮れる舌診。
これと顔面の気色を比べながら観察すると、まだまだ新鮮な情報が見つかる。
内熱が深くて強い場合。
気色で赤く、舌上にノーマルな色と潤い。
確かな処置をしてみる。
すると、舌上が赤くなり、乾燥してくる。
これは悪化ではなく、好転だ。
深い熱がより浅い位置に、少なくとも営分のものが気分に持ち上げられたのだ。

ロジックをおろそかにするべからず

たゆまぬ実践。

これが大事なことは間違いない。

だが、この行為を揺るぎない真実に導くには理論と論理が不可欠。

いかに多くの臨床を体験してもこれがなければ、臨床能力を高めることはむずかしい。

体験から得られたロジックこそはその真髄。

イタズラに体験を多くすれば良いわけではない。

日々実践を行う中で、「あれ、これは違うなー」と感じることはしばしば。

この時、何がどう違い、どのような意味を持つかを思考することは実践者の能力をさらに高めてくれる。

臨床に集中すること

不断の勢いと姿勢が大事。
いつも、いつも、臨床に目を向けていなくてはならない。
微塵も隙があってはならない。
身体は、いつもいつも訴えかけている。
此処が悪い、このように歪みがあるよと。
見逃してはならぬ。
お灸の名手、澤田健氏はかつて言った。
「病曰く、我此処にあり」と。

諦めずに正面から取り組む

諦めてはいけない。
最初から治らないものだと決めつけてはならぬ。
若き初心者の頃、気管支喘息が治らなくて苦しんだ。
だが、今では関節リウマチ、喘息はお手のものと言う。
不可能を可能にする夢に生きる。毎日、患者さんに、病に、正面から取り組む。
初めは取り付く島のないものが、繰り返すアタックで崩れることはかなりある。
僅かの取り組みで諦めてはいけない。
無論、能力のない者が遮二無二《しゃにむに》病に挑むのは危険。
そうで無ければ、諦めてはいけない。
諦めてはいけない。

実践を繰り返す

商いには〈飽きない〉ことが大事だということをきいたことがある。
臨床も同じだ。
繰り返される実践によって新たな理論が打ち立てられる。
さまざまな書物を読み沢山の臨床で試す。
このような過程を経て今まで全く異なる理論にやっと出くわす。
試しては考え、考えては試す。
このような作業の中で、従来思っていた概念とはかけ離れた世界に至ることがある。
こうなれば、鬼の首を取ったような気分になる。

新たな発見を求めよう

不断の臨床。
そこから果てしもない法則性が見つかる。
形
型にはまって型を出る。
新たな法則性が見つかる。
これはつぎつぎに展開する臨床と論理の展開だ。
「実践から理論へ」の無限に連なるスパイラル。
新たなる認識は更なる認識力へ昇華する。
日々の行いは、直結する。
新たなる世界が現れねば臨床の地平は絶えた世界だ。

「型に入って型を出る」

中医学にもない概念や診断が実践から発見されること、しばしば。

肝鬱痹、舌腹の嚢胞、衛気診、胃の気の脈診の四つの型、空間診・・・

医学の先端をいくということは、教科書を学ぶことは当たり前で、教科書を乗り越えていくことが先端なのである。教科書を勉強しないで教科書からはみ出す者もいるが、基本がないのに型を破ってはいけない。

「型に入って型を出る」事が大事。

書道や武道に「守・破・離」という考え方がある。

「守」は型を守り、「破」は型を破り、そして型から離れる「離」。

型にまず入らなくてはならない。

型がないのに型を破ることはできない。

北辰会では型を守りつつ破の方へと進んでいる。しかし型も大事にする。

これが学問に対する医療人としての謙虚な立場であろうというふうに思う。

事実は事実

臨床を懲りずに行い、よくよく人体を観察し治療すると、時に仰天する結果が出ることがある。

正に不可能が可能となり、場合によっては信じられないことが生じることもある。

何故このような事が起きるのか。

低酸素脳症で、ほとんど眠っていた子が三年治療をしたら、今では話しかけに応じ、返事をする。

信じられますか?

腎不全の尿毒症のものが助かることがある。

枚挙にいとまがない。何故だろうか。

人の体は「完成品」だからだ。欠けることのない完成品。

完璧な生命の存在だからだ。

大宇宙に支えられ、気の動態的平衡によって命は存在する。

七情の過不足を防ぐことの大事

飲食不節、つまり食養生ができていないということ。
心神不節、七情の過不足。心の捌きができない不養生。
確かに現代社会は、人々に多大なストレスを課している。
だが、大いなる自然が与えている陰陽和平の大原理。
よって、本来的自我に基づけば、七情の過不足は防げるはず。
もっと素直になることが大事。繁雑な日々をどう克服するか。
時に、我に帰って己のありさまを反省することだ。
飲食不節があるように、心神不節も大いにある。
これに気づくか否かは、人の世を渡って行く上で極めて重要。
病を治すためにはとてもとても大事。

慎重であれ

体表観察を中心として生体の蠢《うごめ》きを診る。
無機物を試験管やビーカーの中で観察するのとは大きく異なる。
診る側の行為が対象とする生体に著しく影響する。
当人はこれを一生懸命に観察しているつもりでも、結果として人為的な痕跡を残す。
そこから生体の間違った姿を、本来の姿と錯覚し誤診する。
よって、観察者はよほど意識して慎重でなくてはならぬ。
デリカシーを欠く人には永遠に生体の語り掛けを聞くことはできない。

「手」

手当が大事というくらいだから己の手を大切にしなければならない。

日頃から手に思いをやり保護するよう心がけることだ。

そのようにすれば、自ずから手は傷まなくなる。

小生は乗馬を趣味としている。

よって、荒らすことになるが、何故か手は柔らかくある。

意識が手を守るようだ。

柔らかく鋭敏であれば患者さんにソフトであり、体表のさまざまな情報を捉えることができる。

観察眼を養う

患者さんの振る舞いには大いに気付かされることがある。
当人は気づかなくとも。
何気ない所作、或いは手足の微妙に狂った動き。
正常と異常の動き。
日頃から観察眼を養っておくことだ。
同じ人でも、診察に来た時と終えて帰る時ではかなりの変化を見せることが多い。
このような観察から実は重大な発見に繋がることもある。
例えば、重篤な疾患の前ぶれを予感すること、等。

実証あるのみ

実証主義とか観念論とかいう言葉が飛び交うのに医学史がある。

歴史に現れる様々な主張。これを説明し秩序だてるのに使われる。

医学に、実証主義とか観念論とかいうのは奇異の念を覚える。

医学には人の病い治ししかない。

これを実践するのにこれら概念は極めて相応しくない。

医学史家の言葉のもて遊びか。

すべて実証であり、観念論のように見えてその病を癒すかぎり観念論などというのは賢明な説明ではない。

そのようなレッテル張りで、学術を区画するのはおかしいではないか。

かような歴史観念は実益を産むことのない反省といえる。

母親の影響

小児の疾患を扱う場合、大事なのは母親の関与。

様々に注意し、問題を解決すべく努力しても思わしくなければ、母親の動きに注目すべきだ。

意外なほどに母親の行動が影響している。

ネフローゼの重い小児の治療をしていて、
正しい処置をしているのに関わらず一向に良くならない。

母親の行動に注目。

常に患児に意識して目線を合わす。

これを注意する。

後、二、三回の治療にて大いに好転した。

子供に対する母親の影響は絶大。

マクロの世界

徹底的にミクロでないと分からないこと。
徹底的にマクロでないと分からないこと。

生命の秘密。

この医学はマクロの世界。
ならば、マクロに拘《こだわ》ってこそ本命。方向を誤ってはならぬ。
一時のブームに乗って有頂天であってはならない。
この医学は気と陰陽で命を凝視する。
だから、脈、舌、体表観察などをその手法とする。
変形性膝関節症で苦しむ患者さん。
苦闘する。西洋医学は人工関節にしようという。
気を巡らす刺絡で大いに好転。
結局、オペせず、患者さんは元気に活躍できるようになった。

体験による「事実」

客観。
科学的思考としてよく指摘されるところだ。
一口に言えば、主体が鏡に写されている世界こそが客観とされる。
だが、鏡という想定が果たして正しいのか。鏡が実在するのか。
だとすれば、鏡の映像は何なのか。
すべて仮定を前提としている。
実証されたわけでない。
でも一つだけ頼る術がある。
それは主体が確かめる事実がある。
その体験を抜きにして世の中を認めることができないからだ。

ひたすらひたすら

ものに向かう場合、なんであれまっしぐらに進むべきだ。
迷ってはことが成就しない。
迷いは魔物。
当たってぶつかるしかない。
何をやってもうまくいかぬ人たち。
多くは正面から立ち向かわないためだ。
殊に鍼のような繊細な仕事は集中あるのみ。
逃げたり、真っ直ぐぶつからない人には到底及ばない世界だ。

不思議なもの

あれだけ調べて分からなかったのに、時間の厚みがあると、一挙に壁をぶち抜いて新たな発見がある。

もう諦め、断念していたが、それでも・・・、という気持ちで眺めていると、ひょっとしたことが起きる。

何遍も何遍も診ていた。

でも気づかなかった。

ところが、気づくのである。

結局未熟の故であることが思い知らされる。

未だ未だ、分からないことがあるのだ。

つぶさに体験をし、半世紀かかっても、だ。

古典に学び直す

ひたすら進める臨床。

だが、周知の内容で解決するのが難しい。

また、精緻な論理でもっても斬れないことがある。

こういった時、『黄帝内経』を始めとする古典に学び直す。

ふとヒントを貰える。

堂々巡りから開放されることが多い。

元々、臨床は古典研究と両輪でなされる所業なのだ。

悠久の歴史と東アジアの様々な人々によって編み上げられた極めて太い伝統という綱がこの医学の土台だ。

個人の臨床はこれから派した一つの輝きだ。

親元に問い訪ねながら臨床を行うのは当然の行為である。

胆力

病治しには胆力がいる。
病が急変。突発的な病に出会った時。
重症を背負う時。大変気が重くなる。
学問を常日頃から心がけ、知識を得ておく。
こうしておけば事に当たっても、ある程度自信をもって臨むことが出来る。
だが、これだけでは不足。更に事を客観的に観る能力がいる。
経験を多く積むとかなり冷静に見つめることができる。
それでも十全ではない。凜《りん》とした姿勢で臨むことが大事。
胆力がいる。仕事に信念をもつ。
日頃からの心がけである。

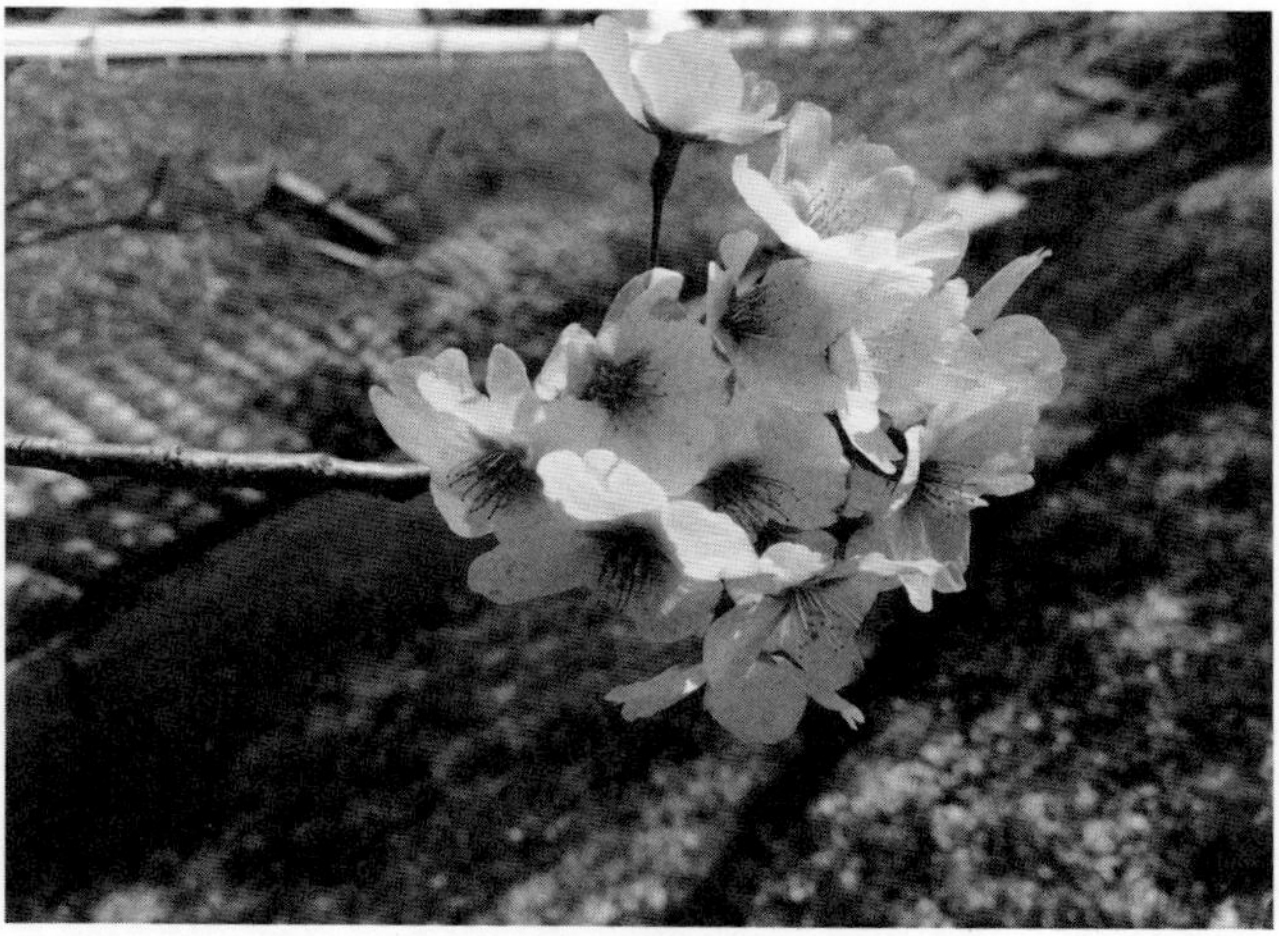

六、治療の鉄則

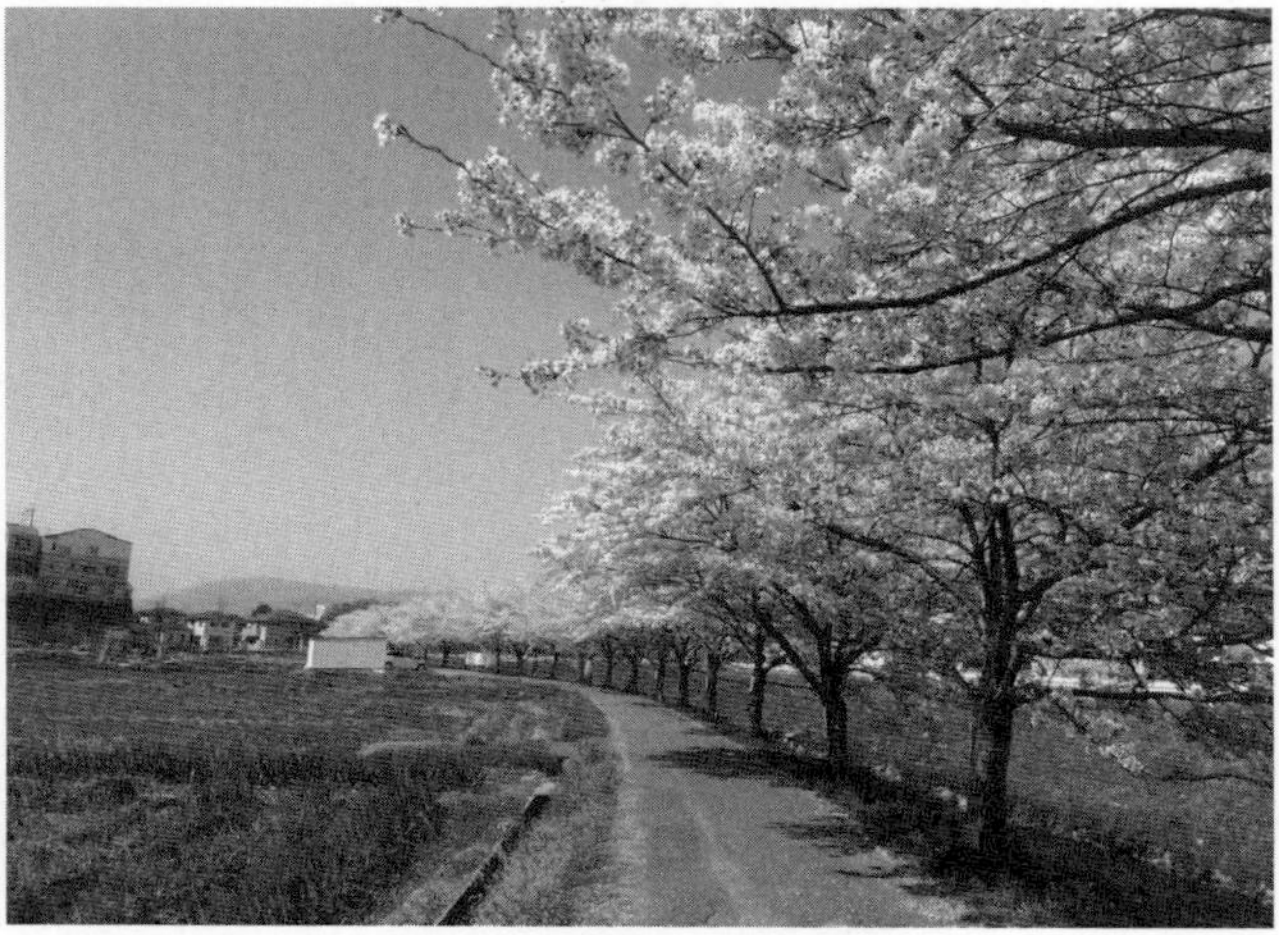

人というもの

魂、心、身体から成り立つのが人。何れにも傾いてはならぬ。
診療に失敗してきたのは、今思い返せば、ここに意を置かなかったことが多い。
また、これを取り巻く諸環境に心を砕かなかったことによるものも多かった。
人が人を創ったのであれば、事はもっとシンプルであったのだが。
ここに医療者は優れて謙虚でなくてはならない。
人は自然から生まれ、自然と共に生きる。
同時に、相対的に独立しつつも、なおかつ自然に包括される。
ある老練な内科医師を治療しながらの話。
「先生、人は人間が創ったのではないから、病気治療は難しいですねー」と。
「機械ではないからねー。」と答えると
「つくづくそう思います。」
何十年もの臨床を経てこられた老医師は感慨深げにおっしゃった。

神を治す

神《しん》は胃と根《こん》と深い関係にあるとされる。

胃とは胃の気であり、根とは腎気である。

つまり、神は、後天の元気である胃の気と、先天の元気である腎気と相互に関係をもつ。

神が栄えることは胃と根がこれを支えていることに他ならない。

善く鍼をもつ者はその神を治すという。

この場合の神は治す側と癒される側の両者の神を指すとされる。

主体としての医者が、己を確かな神とさせ、客体としての患者の神を直感的かつ論理としての把握の上で生命を凝視することになる。

患者さんを診ることの責任

多くの患者さんを診せてもらえることは有難いことだ。

多くの病に出会わせて貰えることは感謝しても感謝しきれない。

臨床家は沢山の経験を積むことが極めて有益だからである。

その上に、いやその基礎に幅広くより深い勉強が必要だ。

如何に多くの体験を積んでもこれを理論的に把握できねば意味は希薄だ。

つまり、次の臨床でこれを生かすことができなければならないからだ。

基礎勉強をしておれば回避できる問題を、処理できず悪化させたり、場合によっては不幸を生じさせたりすることがある。鍼灸師にとっても大いなる不幸。

患者さんに申し訳が立たない。患者さんとの信頼関係は断絶されることは当然である。

ただ単に、思いつきの興味でのチョトヤッテミヨウの発想で患者さんに大迷惑をかけることがあってはならない。

事に当たる際には、十分なる配慮が必要であることは言うまでもない。

術者の心構え

患者さんの手当に応じられるよういつもスタンバイの状況を求められている。
診療に差し障らぬよう常に心身の健全を保つ。
なかなかむつかしいが、これが医業を行うものの責務と考える。
診療はほぼ計画性があるが、突発的な事が起こらないとは限らない。
こうしたものにも配慮するとなるとよほど余裕が必要といえる。
常に学問を行い、あらゆる疾患に応じられるよう事に当たっておかねばなるまい。
伝統医学であるからには古典を探索しこの医学を丹念に調べておかねばならない。
また、カルテの調べも大事だ。
一度経験したことを以後の診療に役立てるのである。

臨床事実を否定すべからず

臨床は一定の医学法則に従う。
だいたい良好な結果を得られる。
だが問題は、不良な結果となった場合だ。
これこそが大事。
臨床事実は否定できない。
とすれば、前提とした医学法則の欠陥を指摘するしかない。
つまり、前提とした医学法則の改変が要求される。
これこそが大発見に連なることがある。

一歩下がって大観することも大事

ある車の修理屋さんが言っていた。

車がうまく動いていたら、絶対弄《いじ》ってはいけないと。

やっと的確な証が得られ、良い治療で病気が治りつつある場合、より良い方法は無いかと模索してはいけない。

むろん向上心をもつことは大事。

だが、欲を出してもう少し何とかならぬかという思いは大抵失敗する。

このようなことでの是非が冷静に判断でき、より一層の効果をあげられるにはかなりの経験と学問が必要だ。

真剣に事に当たることは大切なことだ。

だが、夢中になり過ぎると冷静な判断ができなくなることがある。

或いは長期に渡り慢性の重症疾患を扱うと、ある部分に囚われ全体が見えなくなることがある。

臨床家として相応の年月を経ていても迷うことはある。

かような場合は、少し間を置いてみると解決し易い。
何れにしても冷静さを失い大局が見えなくなっている。
佐久間象山は「一歩下がって大観せよ」と言った。

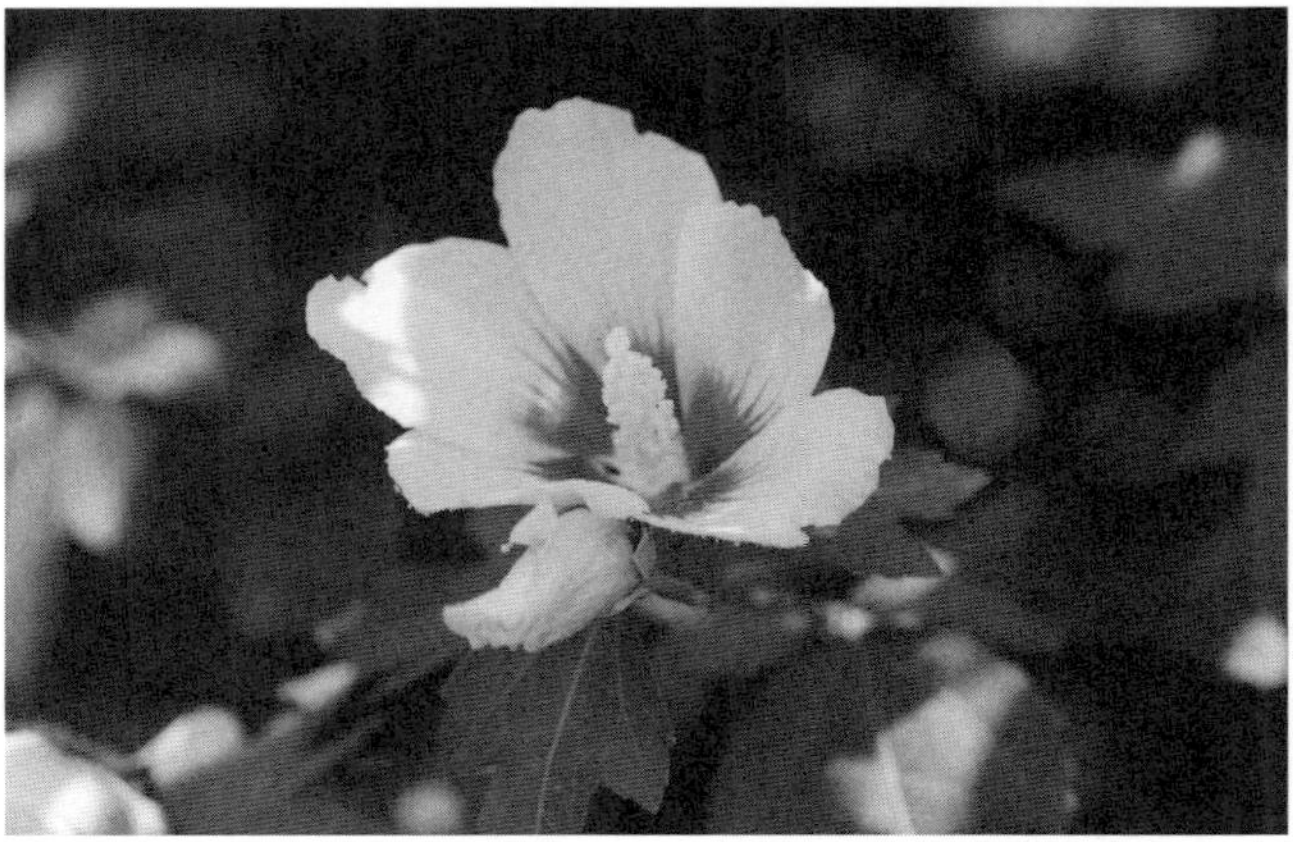

ツボの不思議

ツボの反応はバラエティに富んでいる。病的なツボの多くは冷え感が多い。
但し、寒熱の冷えとは必ずしも一致しない。
無論、寒熱の寒を示すこともあるが気の停滞を現すことも多い。
ところが、モロに、熱を示すこともある。
内関だ。
本穴は手の厥陰心包経であり、陰維脈の八脈八会穴。
陰維脈の反応であるとともに本脈を支配する。
殊に、上焦の熱邪を祓う作用は抜群。
病んでおれば多くは熱感を覚える。
ガンへの応用が効く。

実熱型の急性疾患

実熱型の急性疾患。

高熱の咽喉痛、卒中寸前の高血圧症、あるいは卒中そのもの、気の急上昇による卒倒、心筋梗塞、急性の激しい頭痛、発狂などなど。

実熱という確かな診断ができれば、躊躇することなく手の十井穴から刺絡すれば、優れた治療効果をえられる。場合によっては仰天するほどの劇的なものがある。

但し、実熱という病の本質が間違いなければ、だ。

何時まで立っても上手にならない鍼灸家のほとんどがこの医学の根本を解せず、病名治療に固守している輩だ。

医学の基本に立ち返って、患者さんのために頑張ってほしい。

統合失調症

長年、統合失調症で病む人は多い。
精神科病院の入退院を繰り返す。
多量の薬物が試され、副作用も看過できないものが相当ある。
我々が診るに多くは熱証だ。
わけの分からぬことを口にし、或いは暴れまわることがある。

《黄帝内経　霊枢・経脈篇》

「胃足陽明之脈、起於鼻、之交頞中、旁納太陽之脈、下循鼻外、入上齒中、還出挾口環唇、下交承漿、却循頤後下廉、出大迎、循頰車、上耳前、過客主人、循髮際、至額顱。其支者、從大迎前下人迎、循喉嚨、入缺盆、下膈、屬胃絡脾。其直者、從缺盆下乳内廉、下挾臍、入氣街中。其支者、起於胃口、下循腹裏、下至氣街中而合、以下髀關、抵伏兔、下膝臏中、下循脛外廉、下足跗、入中指内間。其支者、下廉三寸而別、下入中指外間。其支者、別跗上、入大指間、出其端。是動則病灑灑振寒、善呻、數欠、顏黒、病至則悪人與火、聞木聲則惕然而驚、心欲動、獨閉戸塞牖而處、甚則欲上高而歌、棄衣而走、賁響、腹脹。是為骭厥。是主血所生病者、狂瘧、溫淫汗出、鼽衄、口喎、唇胗、頸腫、喉痹、大腹水腫、膝臏腫痛、循膺乳氣街股伏兔骭外廉足跗上皆痛、中指不用。氣盛則身以前皆熱、其有余於胃、則消穀善飢、溺色黃。」

*これからすれば、明らかに本病は熱証。素問の陰陽論からしても然り。ほとんどが実熱。これを泄《も》らせば癒える。

＊この条文の詳細な解説は、拙著『臓腑経絡学』足陽明胃経に譲る。

ノロの予防と対処法　その一

今更、天人合一を叫ばねばならぬところに問題がある。

この医学は元々、中国思想にもとづく。

人と天地は一体にして不可分だ。否、天地に育まれて人は成り立つ。

冬に流行するノロウイルスによる感染症、多くの人達が犠牲になっている。

この冬に入る前の、夏秋の時季に湿熱の邪気が醸され、これがこの冬に持ち越されたのだ。

発熱、嘔吐、下痢はまさにこの邪気が生体を襲ったからに他ならない。

虚実を弁え、実ならば発熱、嘔吐、下痢を止めてはならない。正気が邪気を排出しようとしている現象だ。

マゴウコトナク、実の側の公孫を瀉し、手の十井から刺絡、若しくは古代鍼でこれを叩く。

ただし、病態把握のできぬ者は施術してはならぬ。

危険を伴う。

ノロの予防と対処法　その二

ノロウィルス――発熱と嘔吐下痢が主症状。
脾胃の実熱だ。
公孫の実の側を瀉し、手の十井から刺絡。
これでほぼ予防対策となる、一般には。
元々正気の弱りがあればこの限りではない。
だから、小児や老人で正気の弱りがあるものは病が深刻化する。
当然これに対する処置が必要。
但し、相応の腕のないものは手を出さないことである。
ついでに、実熱だとすれば、肥甘厚味のものを避けるべきだ。
もちろん食べ過ぎもダメだ。

百会について

百会を考える。
督脈上の穴。頭の天辺。
以下効能をみる。

一　陽気を漏らす
内熱の過剰、内熱が過多となり化風する中風。

二　下焦の虚寒
下痢便秘から脱肛を生じたもの。
臓腑大いに陽気衰亡したるもの。

三　上実下虚
所謂冷えのぼせ。
四　逆気上昇

さて、読者の諸君はこの効能の中に矛盾がみられるが何故か、解けますかな？

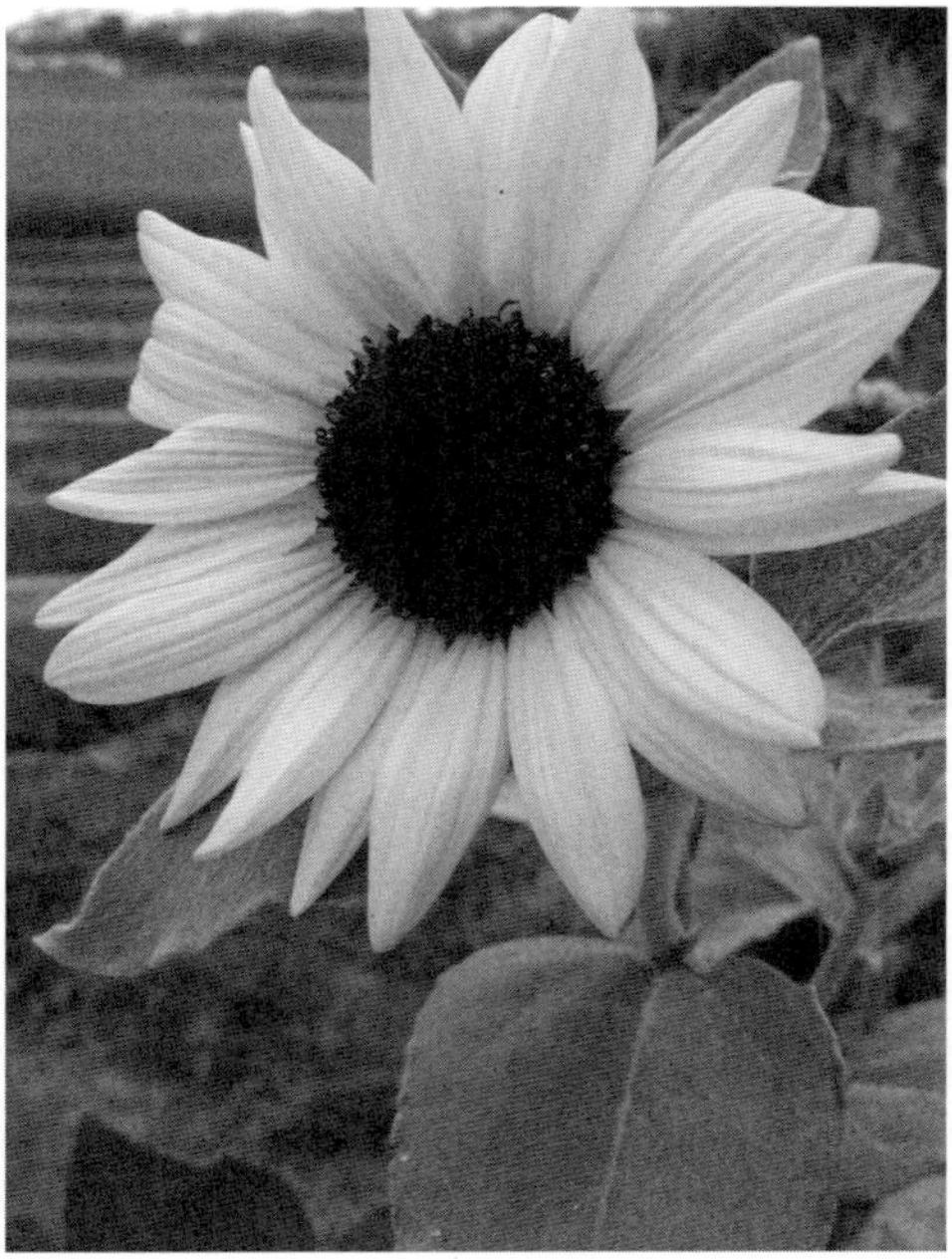

カゼ（外邪）

ある内科医の言、インフルエンザウイルスによるものよりも、一般の風邪ひきが治しがたいと。

この医学では、これらを引っ括《くる》めて外邪とする。

しかも風邪を媒介として、熱邪と寒邪に分かたれる。

熱邪を中心とするものは風熱とされ、温病のカテゴリーに入る。

一方、寒邪が中心となると風寒とされ、傷寒、中風に分別され傷寒論の診療方式に従う。

傷寒、中風に分別される傷寒論の診療方式はかなり精度の高い医学となり予後の判定も明快となる。

また、温病のカテゴリーのものは衛、気、営、血の概念で病の深さが計られ、三焦弁証で、五臓六腑による病の所在が示される。

完成度の高い傷寒論に比べれば、温病はいささか低いと言わざるを得ない。

病と風邪ひき

慢性の病の治療を継続していると、多くの者は風邪引きに見舞われる。
治療原則は、この新たな病いを取り除いてから元の慢性疾患の治療に向かう。
傷寒論の教えだ。
その多くはほぼ表証が災いする。
これが完全に解決するまでは慢性の病は暫く置く。
それにしても、慢性の病が重症の場合は事は重大。
元の重症疾患は酷くなり、ものによっては他界することも稀ではない。
亡くならなくとも病は難しくなり、癒えず手こずることになる。
風邪ひきには十分注意し防がなくてはならない。
風邪ひきになれば早く手を打つべきだ。
正気の衰弱した老人も大いに気をつける。

小児の診療

殊に幼児において、母親の影響は甚大である。
うまく病が治り出したなーと思っていると急に悪化。
オカシイなと身体を探る。
ネフローゼで来院した子供。
治療を続け、尿タンパクもマイナス。体表観察も良好。
が、母親が悲しげにいう。また尿タンパクが多量に出だした。
ジックリと体表観察、舌診をする。問題なし。
母親に目をやる。心配そうに子供を見つめている。
これだ、と思った。
母親の眼差しに子供がまた病気かと案じたのである。
事の仔細をママに告げ納得さす。
やがて尿タンパクはマイナスとなった。

乳幼児のアトピー性皮膚炎　その一

親の遺伝が多い。
赤く発疹して痒がる。
ものによっては湿ってジュクック。
風、湿、熱から生じるが、その割合で症状が異なる。
風が中心のもので、陽邪の仲間である熱が絡むことが一般。
赤く爛れ激しく痒がる。
掻きむしって出血を伴う。
その多くは上半身に分布。
身体が温まると症状悪化をみる。
湿が中心のものは比較的少ない。
汁が多量に滲出して乾燥しない。
下半身に多い。

授乳中であれば母親の飲食物に注意。
風、熱が中心であれば、陽熱のもの、つまり脂っこいものや肉食は出来るだけ避ける。
湿が中心であれば、餅米や餅米の製品、あるいは芋類に気をつける。
また、離乳食、通常の飲食のできる幼児はこれに準じて飲食のセーブを。

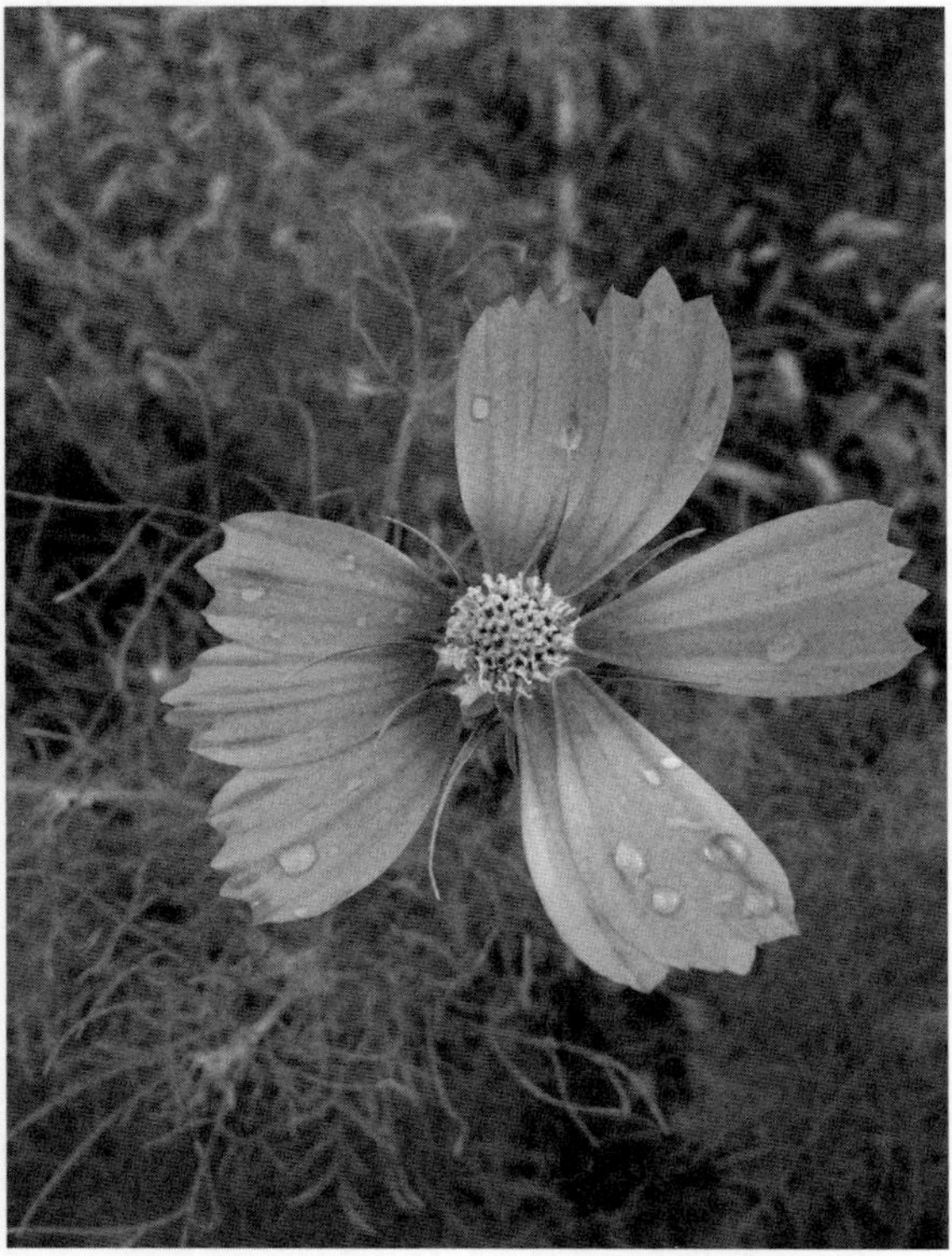

乳幼児のアトピー性皮膚炎　その二

このような病態把握をし、各病証に従う食養生を先ず気をつける。

次に処置を簡明に説く。

風熱であれば、背部膀胱経上に小児鍼。

用鍼は古代鍼、銀。

右手の中指と母指で鍼体を持つ。

小指をバネに使う。

この場合鍼先が皮膚に接触した場合、鍼体をもつ指で力加減する。

またこのおり、示指を伸展したまま力を抜く。

これが振り子の働きをする。

このような状況で、鍼先が皮膚に当たる感触で子指のバネを使いながら、同時に示指の振子を巧みに使う。

リズミカルに手の上下運動をさす。

加えて、手の十井にこの古代鍼で点打。
湿が中心のものは背部の小児鍼と同じく施術。
更に、足陽明の豊隆、陰陵泉に点打。

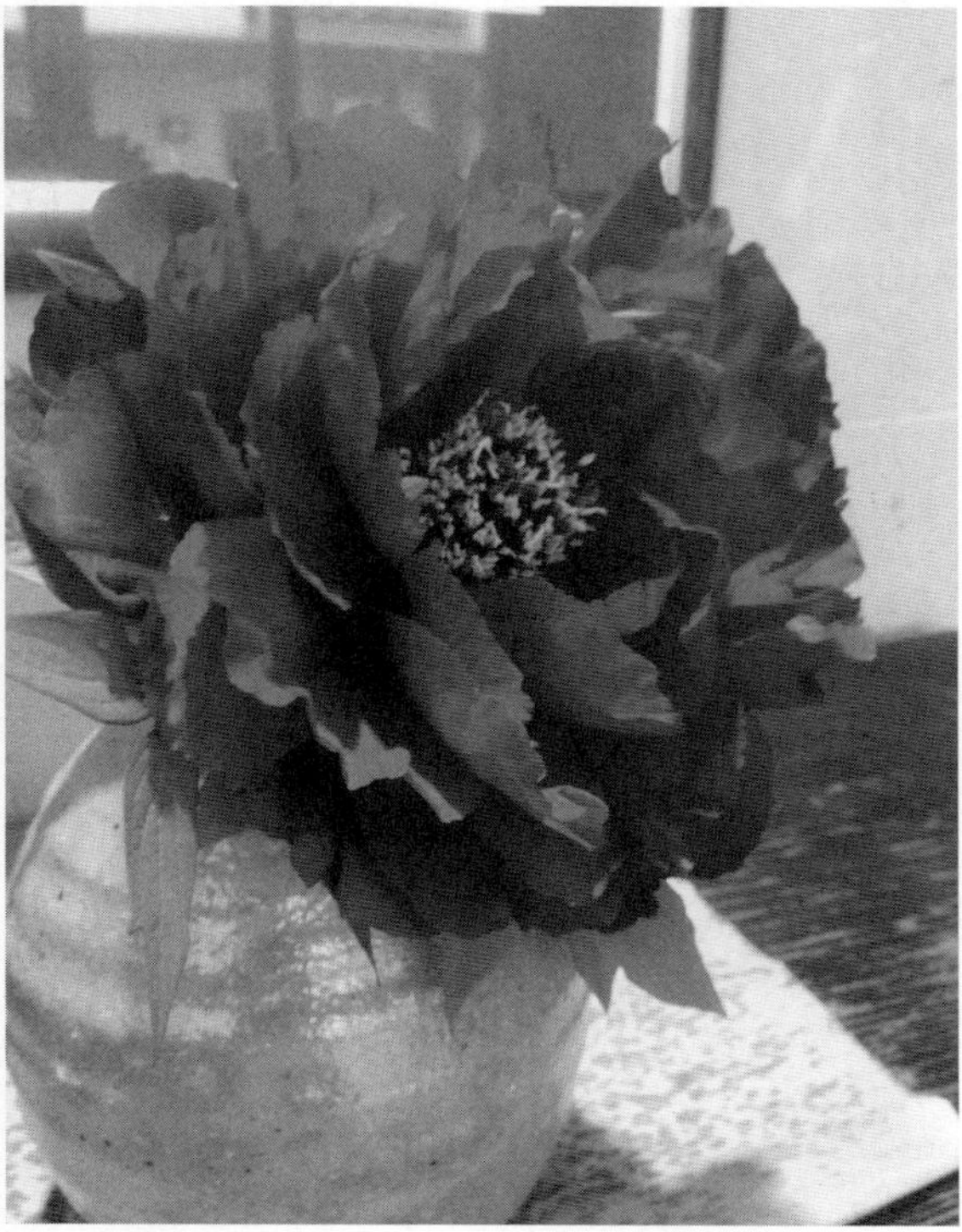

患者さんの悩み

なかなかバラエティーに富んでいる。
様々な苦しみを聞いて、彼、彼女が可愛く思えれば救いは成り立つ。
てんで話に成らないのは、聞いていて一向に興味を覚えない人だ。
決して、彼等に優劣をつけるわけではない。
どうしても解決の付けようがない。
小生は波長が合わないのではと思う。
医療人は縁ある人が来院されたのだから、セイイッパイに人を助けようとする。
がしかし、どうしても合わない場合がある。

一般状況に意を払う

難病を扱うのは並大抵ではない。
証に従う治療法は当然。
でも、それだけでは事足りぬ。
一般状況に意を払うことが大事。
食欲、二便、睡眠の是非、運動量、嗜好品の良・不良、飲食物などについて。
こういったことで問題があれば、これを先に解決しておく。
意外とこれが大きく治療の成功、不成功のカギとなる。

総合判断

様々な内科疾患、透析を必要とする腎臓病。
更に重篤な糖尿病、肝臓病を患っている患者さんを診たことがある。
病の末期では正気、胃の気が重要となる。
これがどの程度持ち堪えるか。
邪気との競合での力強さは？
などに心を砕く。
脈診、舌診、腹診、気色診。
それぞれが大事な意味を持つし、またこれらを総合し判断するのが大いに難しい。

壁を乗り越える

臨床医学は不可能を可能にできることにこそ大いなる意味があると言えよう。
赤ん坊の頑固なアトピー性皮膚炎を短期間に治せるなど。
もっとも、この種の疾患は長時間の観察は必要であることはいうまでもない。
つい最近では、心不全の結構重いものをこれまた短期間にかなり成果を挙げた。
凡そ半世紀に渡ってこの仕事をやってきて感慨深いものが在る。
どうしても克服できない、様々な病にたくさん出会った。
これをさまざまに工夫し乗り越えた時の喜びは何物にも替え難い。
そうして、このようなチャレンジこそが今の難病治しに連なっているのだ。

ありがたいこと

もったいないことの一つ。
我が娘の悪性リンパ腫の仇が取れたこと。
何よりも嬉しかった。
ただ、あの時何故気づかなかったのか。
悔しいの一言。
悔しい。
でも、何とかこれを超えることが出来た。
ありがたいこと。
モッタイナイコト。

患者による勝手な施術

とんでもないことが起こる。
必ずや癒えること間違いなしの症例。
単純な腰痛。上手くゆけば一回で治るもの。
ところが、五回やっても治らない。色々自己反省するも原因が見当たらない。
よく調べると、患者さんの勝手な自己指圧。足揉みマッサージ。
鍼の微妙な働きを説明し、身体を許可なく弄《いら》ってはならぬと言っておいたのだが。
如何せん。
施術者の窺い知れぬところで事が運んでいた。
誠に残念なことではある。

患者さんとのコンタクト　その一

患者さんとのコミニュケーションは大切であることは言うまでもない。

だが、実に難しい。

当方の思惑と全く違うところでの考え。

例えば、何であれ何某かの療法を加えれば効果が増すとの思いがある。

今、良くなってきている。

加えて、他の療法をすれば、より良くなるなど・・・。

実はこれが病治しにマイナスになることがあることを気づいていない。

これが重症のものであれば、治療の邪魔であるだけでなく、場合によっては不帰の客になることが分かっていない。

実に残念なことだ。

患者さんとのコンタクト　その二

繋がりの中で難しいことは沢山ある。

その中に、当方の意志を全く理解できないでいる人がいる。

初対面では、彼等の受容が窺い知れぬことは多々ある。

一生懸命こちらの意向を伝えてもまったく伝わらぬことがある。

よって、問い尋ねたいことに対して、問と答えが乖離し話にならなくて困惑する。

様々な角度を変えた質問をしながらその核心に迫ろうと腐心する。

また、養生について理解されず、こちらの意図がどうしても伝達できない困った問題が起こる。

患者さんとの意思の疎通は不可欠なのに。

患者さんとのコンタクト　その三

患者さんとうまくコンタクトが取れていてもシークレットがある。
ずーっと良くなっているのに、急に悪化現象がでる。
オカシイなとうたがう。
症状が悪化し、体表観察に異常が現れる。
患者さん、その家族は何も答えない。だが、異常はある。
患者さんや、その家族に更に問う。
やっと答える。
「すみません。当人に精神的な負荷をかけました」、と。
明らかに体表観察に現れている。
未熟なものは、「己の間違い」と反省する。
これではいつまでたっても上達しない。
客観情勢をしっかり見つめることだ。

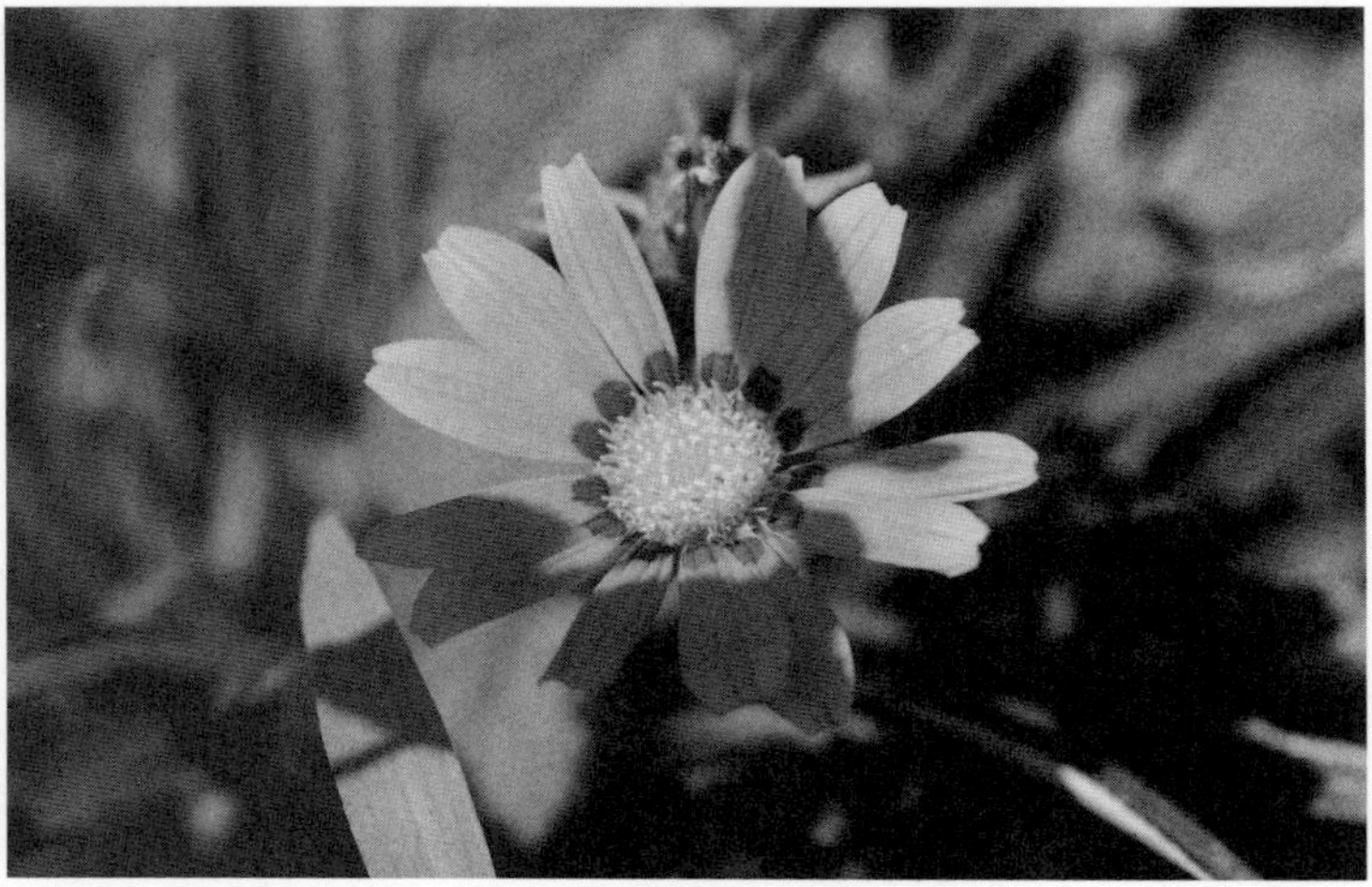

七、流行る鍼灸院とはやらない鍼灸院

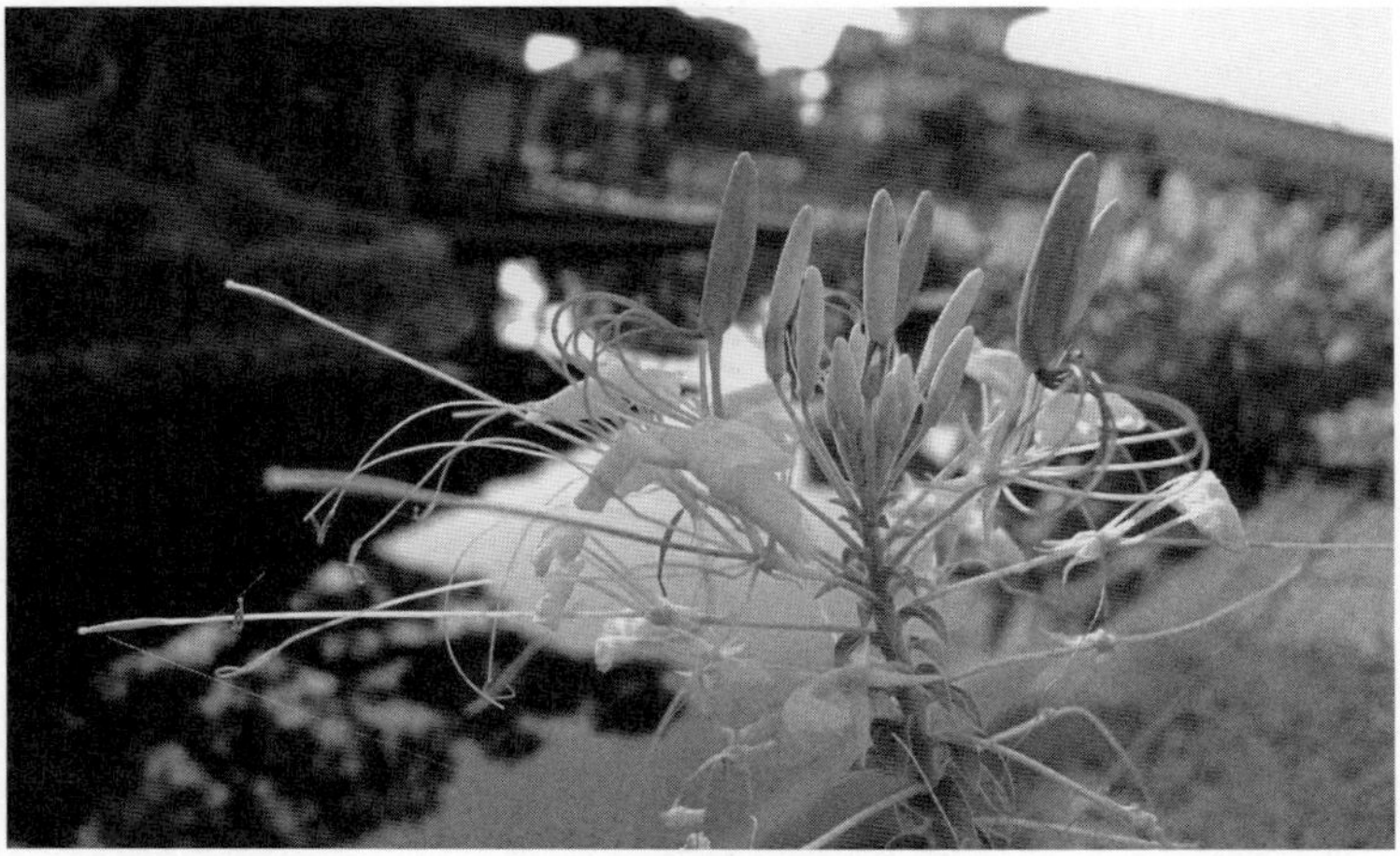

その一

先ず鍼灸院に来る人は病気治しが一番の目的。当たり前のことではある。

辛《つら》い病を芯から治してくれることを心から望む。

殊に、あらゆる医療機関にかかっても癒えない人にとっては極めて切実。

ところが、そうでない人達もいる。単に慰安を求めてくる人もある。

鍼をすると気持ちが良いからというのもある。

また、院長、スタッフの見目麗しいのに憧れて・・・、というのもある。

しかし、これらは正しく経済的不況に真っ先に煽られる院所である。

患者さん「お客さん」は懐が寒くなると直ちに来院をストップする。

本当に病気治しで来ている人でも個人的に金銭不如意の場合もある。

ただ、病気治療を真の目的としている人達はこういう時に動揺が少ないことは事実である。

その二

流行っている鍼灸院でも必ずしも病気治しが魅力でないものがある。

何らかの「仕掛け」で極めて低廉な医療費で扱う院所。

いわば、患者さん「お客さん」集めに鍼を使っているところがある。

小生のように鍼灸医学に入れ込む者、或いは真面目にこの医学に取り組む者にとっては実に腹立たしい。

鍼灸医学を何と心得ているのか。

鍼灸は医療のオマケではない。

その三

そこそこ病気治しが出来るのにはやらない鍼灸院。
患者さんが気持ち悪がる院所がある。
色々原因がある。
その一つ。
三十、四十歳過ぎて独り者でおり、ただ一人で開業している者。
こういう所には一般的に女性患者さんは通院しがたい。
医療で女性が来られないのはかなり決定的。
殊に、昼間やってくる患者さんの多くは女性。
男性は仕事で大抵来られない。
他にこれと言って理由が無いのに、患者さんが来ない鍼灸院、結構多いのである。

その四

そこそこ病気治しが出来るのにはやらない鍼灸院。
患者さんが気持ち悪がる院所がある。
腕もあり人物も悪くないのにはやらない鍼灸院。
一口に言えば暗い雰囲気。
院内全体が暗い雰囲気。
照明も暗い。
患者さんは病んでいるから陰気であることは当然。
陰気なものは明るさを求めるのは当たり前。
華やかでなくても良いが、清潔感、サッパリ、明るいイメージが大切である。
院長の雰囲気も暗ければやはり当然マイナス。

その五

一口に言えば暗い雰囲気。院内全体が暗い雰囲気。照明も暗い。
ところが結構流行っている鍼灸院がある。
この場合、腕は当然ある。
だが、暗いのである。
不思議な雰囲気ではある。
暗くて汚い感じなのだが。
この雰囲気を超えて患者さんが多く集まる。
やはり、病治しが上手く、院長は底抜けに明るい。
こういう院所に人が集まり、この人の集まりが患者さんを集める。

その六

宗教がかると一般の患者さんは気持ち悪がる。

院長が自らの存念である種の宗教を信じるのは悪くないし勝手だ。

だが、これを院所を使って布教しようとすると問題。

確かに、同列の宗徒であればそれなりに多く集まるであろう。

しかし、それが宗教に嫌悪感を持つ者や、異教徒の人たちにとってはかなり違和感を覚えるに違いない。

医学・医療は幅広く人々を救うものである。

自ら狭い門戸を建てて、結果的に患者さんを拒んではならぬ。

鍼灸院を使って布教するのはマイナスだ

その七

院長の人柄は患者さんに大きく影響する。
明るくおおらかであれば、来院した者はホッとする。
人々は、病に苛まれて暗く神経質になっている。
これを優しく抱いてくれるような雰囲気。
彼等は心安らかとなり安心するであろう。
しかし、若年であれば、中々難しい。日々多くの書を読み人間を磨くべきだ。
また、人生経験豊かな人たちの意見をよく聴くこと。
こうして人々を幅ひろく抱擁できる人柄を身につけるべきである。
このように人に安心を与えれば、これが段々輪を広げ、多くの人が集まってくる。
無論、病治しが相応に出来ての上で。

その八

〈その七〉といささか矛盾するが、筆者は二十一歳の若さで独立開業。
学生時代に、学業の傍、開業に向けてそれなりに勉強はしていた。
だが、所詮は人として、また医業内容としても未熟であることは間違いない。
当人としては真面目一途しかなかった。
患者さんが予約の時間を守らなかったり、養生を怠ると烈火のごとく怒った。
当人としては病治しに懸命であったが故である。
開業初期の患者さんは未だに来院して言う。あの頃の先生はとても怖かったと。
でも「よくやって来てくれたねー」と言うと、
患者さん曰く、「先生が大変熱心だったから」と。
誠意は通じるのである。
言葉だけ巧みで誠が無ければ、患者さんはこれを見破る。
その逆も真なり。

その九

院所としては小綺麗で清潔感があった方がよい。
常に埃っぽいのは良くない。
また見た目にも掃除がゆき届いていないのも当然だめだ。
玄関は人が出入りするところで、何かと目につきやすい。
殊に外から入ってくる者にとっては第一印象となる。
よって、清潔感があることは言うまでもない。
少しく生花などがあれば尚良い。
来院した者の気持ちをほぐし、いささか明るくさせる。
患者さんは苦痛を伴って多くは暗いのである。
玄関口は、真っ先によいイメージを与える場と心得るがよい。

その十

院長の人柄がよくて明るいのはとても良いことである。
加えてスタッフが大事だ。
患者さんに朗らかに接し、受け答えが明快であることだ。
院長が命を下せば速やかに行動を取るべきだ。
いささかも躊躇があってはならぬ。
患者さんはこれらの行動を見て院内の雰囲気を悟る。
スタッフが常に雑談に興じて患家をないがしろにしているようでは話にならない。
いつも患者さんの方に意識が置かれ、不都合な場面に遭遇すれば
直ちに適切なアクションがとれなくてはならない。
このようなシチュエーションを患家はよく観察して鍼灸院の評価をしている。

その十一

院内の雰囲気は常に明るくすべきだ。
患者さんどうし雑談するのも程よく明るいのはよい。
だが、話に興じて段々声が大きくなり*哄笑となれば問題。
他の人たちに迷惑がかかる。
痛みに耐えて来院しているものには苦痛となる。
直ちに注意し、これを止める必要がある。
また子供が必要以上に賑やかなものも気をつけるべきだ。
明るいのはよいが、騒音公害となれば患家はこれまた苦痛だ。

*哄笑・・・その場に居る人たちが、無遠慮に笑う声のこと。

その十二

付かず離れず。

患者さんと信頼関係が築かれねば医療は成り立たない。

患者さんと親しくすることは彼にとって有難いことに違いない。

だが、近づき過ぎるとこれに災いが生じる。

医療者と患家は一定の距離を保たねばならない。

近づき過ぎてこの関係を維持出来なくなるのだ。

患者さんというのは、常に自分を守ってくれる人を束縛したがる。

でもこれを脱出することが大事。でなければ、一定の距離間は破綻する。

もう医療者と患者さんの間柄になく、場合によっては彼の奴隷となり兼ねない。

医療者の完敗だ。

その十三

患者さんの気持ち——

我が流派では、問診を詳しく時間をかけて採取する。

その故は、その人のあらゆる面で病気と関わる生活状況を知ることにある。

食事面、セックス面、生活習慣面、運動面、思想信条面、自然環境、社会環境、はたまた思考の特徴ナドナドを拝聴する。

人によってはこれ以上に話したい、喋りたい人もいる。

が、その反対の場合もある。

人生経験豊かでない治療者、殊に若齢の人に、あまり個人的な内容についてアレコレと聞かれたくない人もいる。

よって、カウンセリングと称するものをする場合、よほど気を付けねばならない。

この問題はその鍼灸院に人が〈集まる・集まらない〉に関わることがある。

触れられたくない部分が幾つかあるのが人である。

その十四

人の気持ちは転《うた》た転々《てんてん》。
コロコロ変わるから心という。
患者さんも医療人も人。まして、病める人は尚更。
でも、人を癒したい医療人。
神仏でもない〈人〉が、同じ目線で行う行為。
ある意味烏滸《おこ》がましい姿。
だから反省の日々を暮らす。おのれを見つめ、前に進む。
驕《おご》りが少しでもないように。
患者さんのために。
患者さんのために。

その十五

院長の信念とその行動は大事だ。

一本筋を通すことである。

患者さんはよく見聞きしている。

流行りに妙に敏感で早速新しき船に乗り換える。

信念も筋もあったものではない。

あれだけこの医学の正当な社会的役割を主張しながら、医学としての枝葉末節とも言える「美容鍼」に走る。

「美容鍼」というなら最初からこの医学の正当な社会的役割云々を言わなければよいのだ。

院長のブレは患者さんに対する裏切りである。

その十六

頃合いをはかる。

患者さんとのコミニュケーションは当然会話にある。だが、これもタイミングよく進行せねばならぬ。

彼、彼女が此方へ心を開いている時に間髪を入れず事をなす必要がある。

話し下手、会話下手はこの絶妙な「間」の取り方がまずい。

効果があまり出ず、苦渋している時、話しかけるのは要注意。

その場合、治療の説明を何とかしようとする。でも、多くは言い訳になっている。

当人としては真面目に患者さんに応じているようでも（患者さんはそう受け取りやすい）。

タイミングは窮地を脱出しようとするときだ。

「先生確かに効いてきました」。

そこで胸を張って、「これからもっと良くなるよう頑張りますよ」と。

その十七

わが診療所ではほぼ宣伝をしたことがない。

ほぼとは、最寄りの駅に所在を示すステッカーを貼る程度のことはしたことがある、ということである。

開業した当時も全くない。当時も今も、駅前、あるいは駅の構内に見られる広告の多くはほとんど医院、病院を中心とする医療機関である。

医療が何故これほど宣伝するのか、と訝《いぶか》る。品のなさに驚く。

一般の商店などが広告するのは当たり前だが。開業して間もない院所では多少止むを得ない。

だが、その後も月々何十万円も宣伝費にかけるようではどうかと思う。

莫大な広告費で有名になった鍼灸院は確かにある。

だが、有名なだけで病気が治るとは患者さんは感じていない。

結局、彼等を引き寄せるのは院長の腕である。

その十八

同じ患者さんでも日々刻刻と気持ちは転々とする。

*肝鬱《かんうつ》のひどい患者さんに治療法が功を奏した時に聞く。

「初診の頃の貴方の気持ちや気分と違いがありますか?」

「先生、全く違います」

「どこが違うの?」

「先ず気分が爽やかになり、あまりあれこれと考えなくなりました。他人からは朗らかになったね、と言われます」

これでわかるように、患者さんの気持ちは治療者の持ってゆき方次第で変わる。

まして、病気療養中であればそれはかなりのものだ。

この転《うた》た転々とする彼らの気持ちをより深く察することが如何に大事か。

それに気づかずに、一本調子でこれを扱うようでは*没法子《メイファーズ》である。

患者さんを癒すことは機械の修理と大いに異なる。

＊肝鬱・・・悩みやストレスによる精神的抑鬱によって、肝の臓の気が鬱結する病態のこと。肝の臓は全身の気血のめぐりを良くする働きをするので、肝鬱になると全身の気血のめぐりが悪くなり、そこから色々な別の病理を派生してくる可能性がある。

＊没法子・・・中国語で「仕方がない」「どうしようもない」という意味

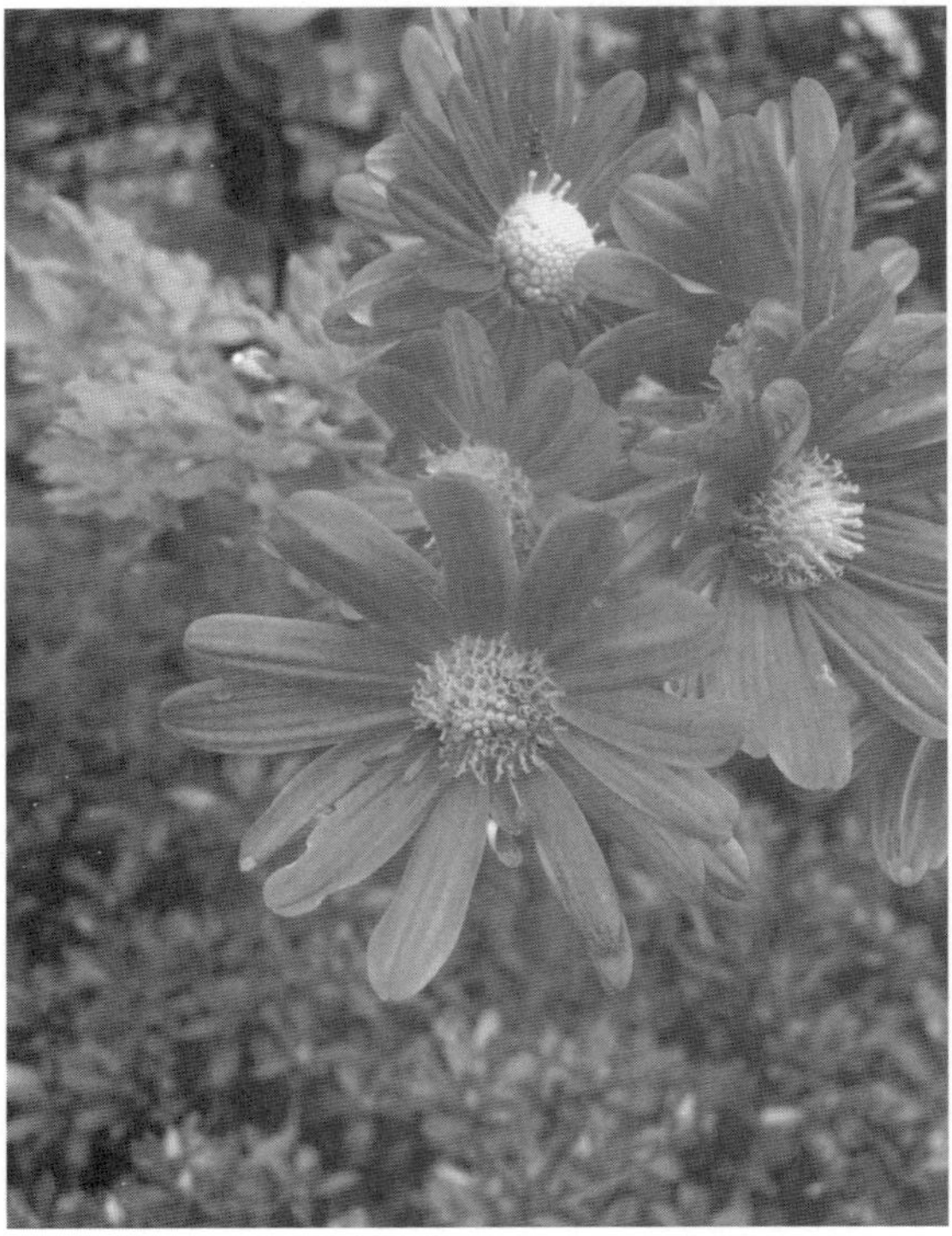

その十九

流行る鍼灸院であってもいろいろある。
要は病気治療をしていて流行っているか否かだ。
いくら流行っていても謂わば慰安処置に追われておれば問題外。
筆者が言っているのは、専ら医療としての鍼灸院を言っている。
単に流行れば良いというのであれば、人の出入りが多いだけだ。
鍼狂人を自認する筆者であれば腹立たしいのみ。
誇り高いこの医学を愚弄されているように思えて仕方が無い。
気高いものを目指そう。

その二十

ずっと以前から鍼が大好きだ。今も変わらない。

診療所を開いていると、さまざまなことが起こる。

一々を取り上げれば、それは優に数冊の小説になろうか。

ヤクザとのやり取り。訴訟問題。患者さんの不幸。

実に多くの出来事が・・・あった。

でもいつも当方に徹底したマイナスは無かった。

神仏の御加護か。

真面目に一心を貫く時、障害を飛び越えることを何時も味わわされてきた。

同時に、どうすれば流行る鍼灸院になるかに興味の中心が置かれていた。

筆者は世間からみれば確かに成功していると言えよう。

だが、必死に病気治しに邁進し、真を貫いて来たとしか言いようがない。成功の秘密はと問われれば、これしかない。

病気を治し、真を貫くしか筆者の生き様はない。

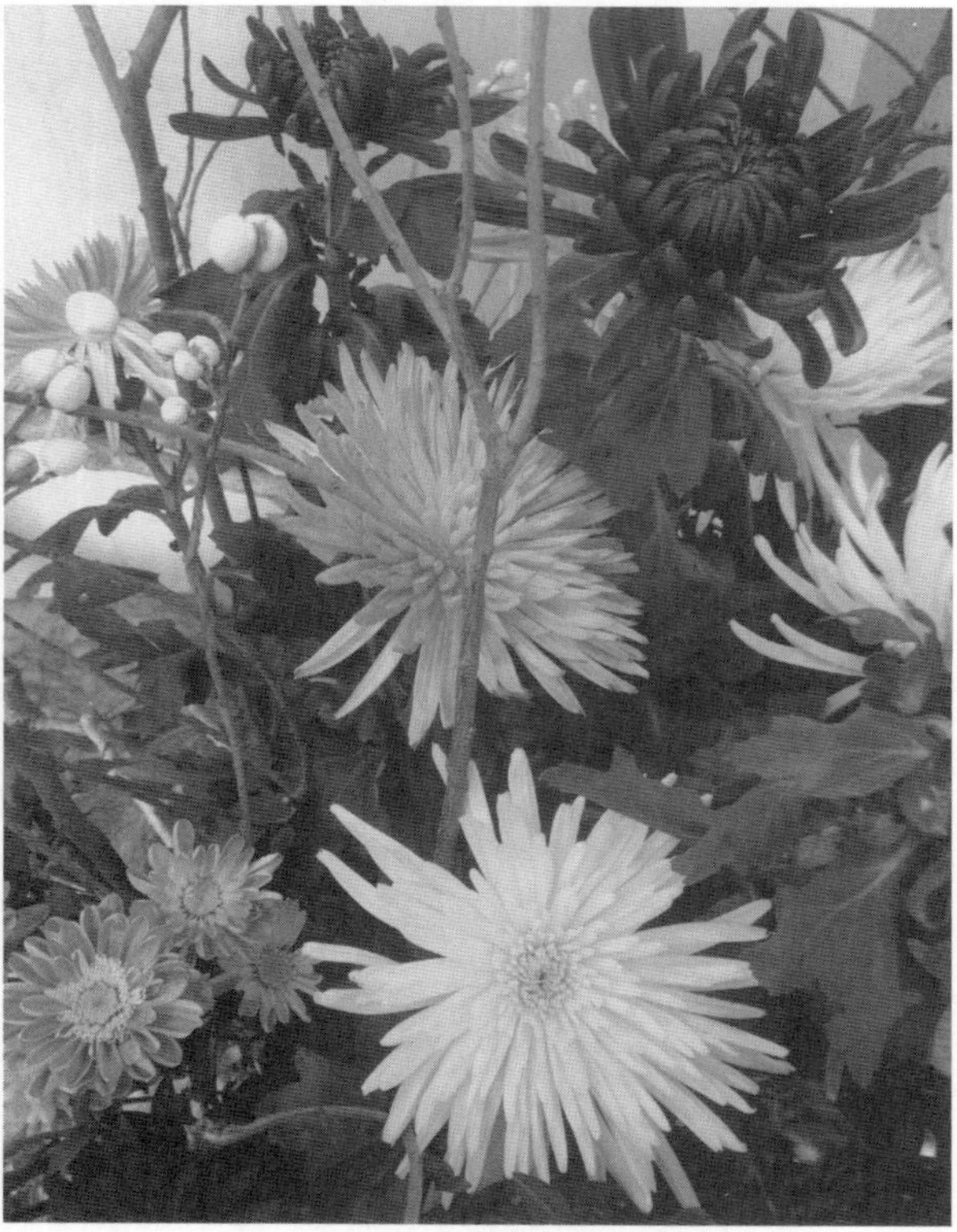

その二十一

患者さんの言いなりが良いわけではない。場合によってはこれを叱りつけ、正さねばならないこともある。

患者さんというものは大いにわがまま。医療者はこれを正しい方向に導くのが本命。

患者さんの奴隷になってはダメ。

でも、彼、彼女の真の意向は定かにせねばならぬ。迷い人であり、同時に苦しみ人だからだ。

共に迷っていては医療者の意味がない。優しさと共に冷徹な目。

いや優しさの故に厳しさも必要な場合もある。

*鬼手仏心。患者さんの心から外れぬように。


*鬼手仏心《きしゅぶっしん》・・・外科医はメスを残酷なほど大胆に入れるが、すべて患者の病気を早く治そうというあたたかい気持ちに基づくものだ、というたとえ。

その二十二

患者さん当人と家族の意見が異なる場合が困る。

当人は来院したくても家族が反対していれば、当人が戸惑うのも当然である。

この場合は家族にきてもらって説明するという手もあるが、なかなか理解してもらえないものである。

反対に家族が大いに勧めるのに当人がその気がないのも不具合だ。

何にしても、厄介である。

当人が選んで来院しても家族が足を引っ張る。

最初のうちは彼の努力で何とか治療を継続するが、やがて周りの無理解で困難になるケースは多い。

また、家族が評判を聞きつけ、大いに当人を勧誘するがこれに耳を傾けない。

この事例は最悪である。

本人の自覚の無さはどうしようもない。

その二十三

長くやっているといろいろな出来事が起こってくる。
仕事がうまくできることもあるしそうでないことも沢山ある。
勉強は当然のこと為さねばならぬ。
やってやって当たり前。
運命的なウェーブもある。
UP AND DOWN
だが、仕事に一生懸命であり、道に忠実に努力すれば必ず報いられる。
「一心、岩をも貫く」という。
フラフラと迷い人であってはならない。
信念の有り無しが問われる。

その二十四

《備品・調度品・美術品　一》

玄関や診察室、待合室などの備品　調度品　美術品なども、相応しいものを選ぶ。
ゴチャゴチャ置かないことだ。
多ければ良いのではなく、これといったものを数点に限定する。
玄関は患者さんが入って来る最初の場、診療所の表の顔だ。
飾る絵画、書は、院是に応じたものにするが良い。
見るからに明るく、モットーを暗示すればよい。
院長の心ばせ、趣味が偲ばれるだけによくよく思案の上に決する。
花も多ければ良いのではなく、一、二点に絞るが良い。
全体としてまとまった雰囲気を醸すのだ。

その二十五

《備品・調度品・美術品　二》

次に、待合室だ。
ここは患者さんが寛ぎ、診察を待つ場。
また、治療を受けホッとする処だ。
程よく明るく、患者さんが興味を持つ、新聞雑誌の類がよい。
ここに飾られるは、明るく力強くしかもリラックスでき、
かつ信念に満ちたものである必要がいる。
無論、院長のこころばせが反映している必要がある。
ここでも、あまり多くのものは良くない。
また、どんなに良いものであっても暗いイメージはダメ。
更に、多くの患者さんに違和感がもたれるものであれば慎重でなければならぬ。
自分で良しと思っていても、多くの彼等彼女等が反発を持てば問題。

医療の本質があらゆる人々に門戸が開かれているものとすれば・・・。
この点は極めて大事。
それでも意味あれば、ことは違う次元である。

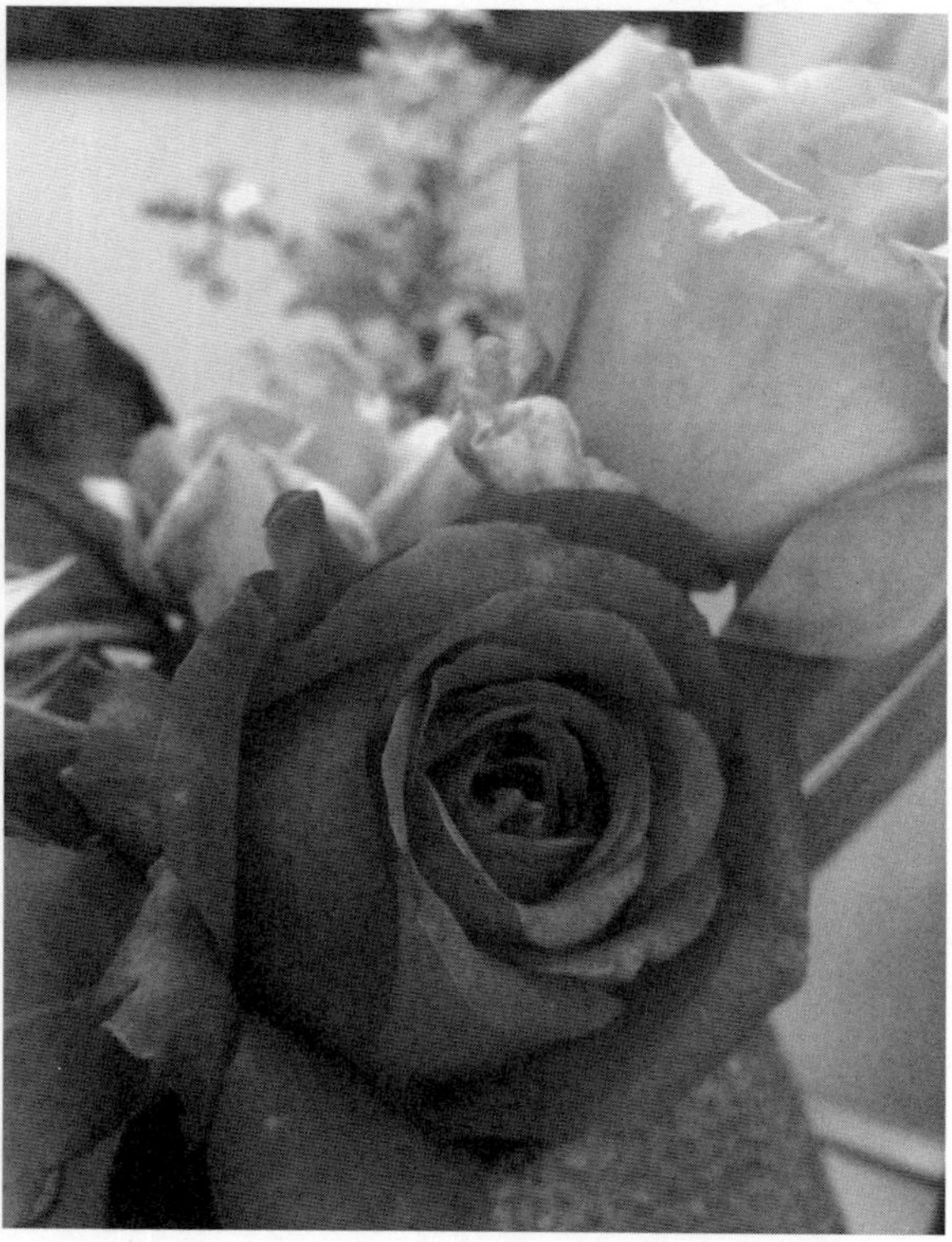

その二十六

《備品・調度品・美術品　三》

いよいよ、診察室。患者さんがもっとも安心して医療者に身体を任せる場である。和敬清寂の環境が必要と考える。

備品は清潔で整理整頓されるべきだ。患者さんが違和感をもつようでは不可である。不必要なものは一切置いてはならない。

照明灯は必要以上に明るすぎるのは良くない。

また、鍼を刺して置く場合は、消灯するか極度にこれを抑えるが良い。

ベッドの位置も工夫されるべきだ。

また、これに伴う患者さんの頭の位置は、複数のベッドであれば隣接する部屋毎に交互に配置した方が医療者の姿勢に変化を生じ、長時間の診察に耐えられやすい。

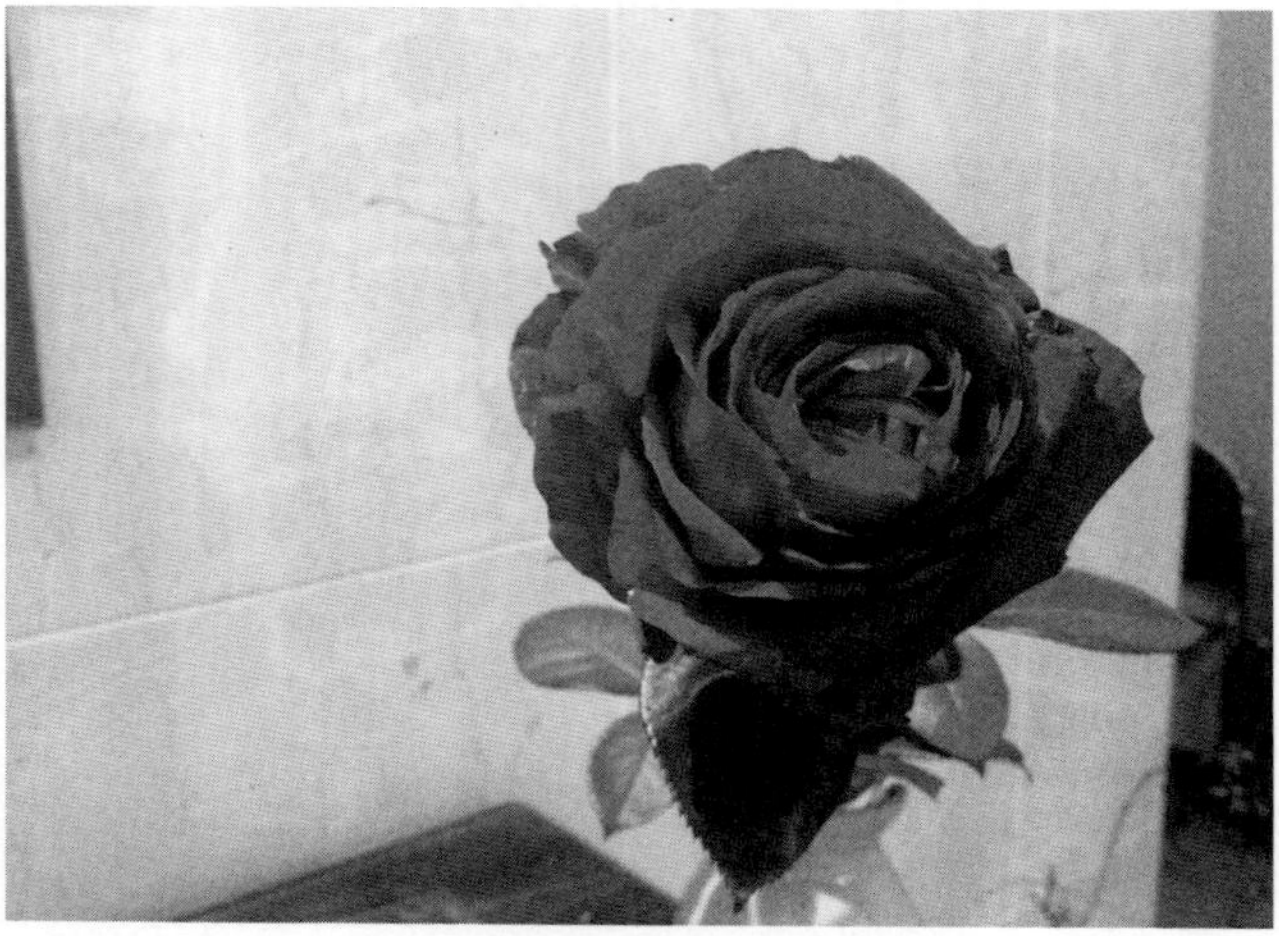

八、賛歌

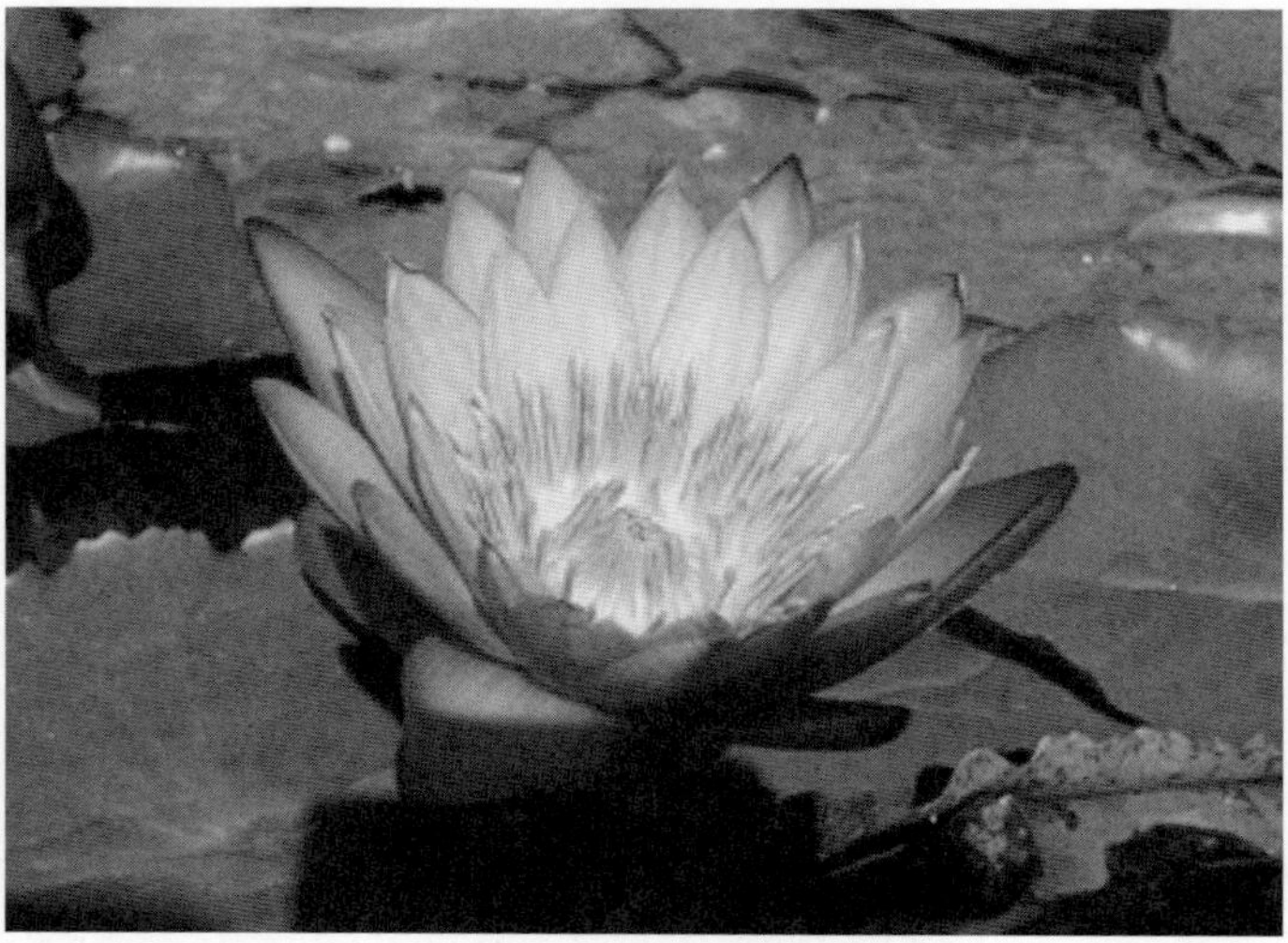

賛歌　一

生きる方向性をさだめてくれた。
悩みの芯を教えてくれた。
人を助けることの幸せを学んだ。
世の大いなる喜びを貰った。
一切の物との繋がりに気付いた。
偉大なる力の存在に気付かされた。

賛歌　二

何という不思議な存在だ。
三千年前の医療形態がほとんど変わらず今の世の人々を救う。
現代西洋医学が治しえない疾患を治し癒す。
まったく異なる世界観、全く違う生命観。
でも、今の人の病を処理する。
本来の人間のあり方を提示する。
本当の平和を教えてくれる。

賛歌　三

気一元。
陰陽の世界。
二にして一の宇宙。
対無くして存在しない。
全て万物万象の物差し。
これがロゴス。
気を感じるのは、その蠢《うごめ》きを直感する。
世界と我の合一を覚える。

賛歌　四

ありがたい。
ありがたい。
素晴らしい鍼の道。
鍼を学ぶ喜びに浸った。
鍼一本で生命の不可思議を教わった。
鍼一本で世の実相を学んだ。
抜苦与楽に導くことが出来た。
人に教える喜びを頂いた。

【著者紹介】

藤本 傳四郎　蓮風（ふじもと でんしろう　れんぷう）

昭和18年10月	300年以上続く歴代鍼灸医・漢方医の家の嫡子として生まれ、14代目を継承する。
昭和37年 3 月	島根県市立出雲高校を経て、大阪府立登美丘高校を卒業。
昭和37年 4 月	関西鍼灸柔整専門学校入学。
昭和40年 3 月	同上校卒業とともに鍼灸師国家資格に合格。
昭和40年 4 月	卒後、大阪府堺市にて独立開業（21歳）。
昭和43年	大阪市立大学、医学部解剖学教室助教授藤原知博士に学問研究について薫陶を受けるとともに、東洋医学の研究会を同大学に設置、名付けて「大阪経絡学説研究会」の代表幹事となる。
昭和53～61年	開業するかたわら母校関西鍼灸柔整専門学校の講師となる。
昭和63年	日本馬術連盟会員、B級ライセンス取得。
平成 7 年	交詢社刊『日本紳士録』に掲載される。
平成10年	日本伝統鍼灸学会参与、評議員を経て、現在顧問。
平成11年	森之宮医療学園特別講師。
平成17年	現在に至るまでの患者数、延べ65万以上。
平成19年	森之宮医療大学特別講師。

主な著書に『鍼灸治療 上下・左右・前後の法則』、『臓腑経絡学』、『体表観察学』、『胃の気の脈診（改訂増補版）』、『鍼灸医学における実践から理論へ パート1－4』、『針灸舌診アトラス』（共著）などがある。

臨床というもの

2014年 7 月 7 日　第 1 刷発行

著　者　藤本 蓮風
発行者　谷口 直良
発行所　㈱たにぐち書店
〒171－0014　東京都豊島区池袋2－69－10
TEL. 03－3980－5536　FAX. 03－3590－3630
http://t-shoten.com　http://toyoigaku.com

落丁・乱丁本はお取替えいたします。

臨